Dr.Medipedia

医万个为什么——全民大健康医学科普丛书

气定神闲话血压

——高血压知识科普问答

胡三元 总主编
王晓军 徐 瑞 主 编

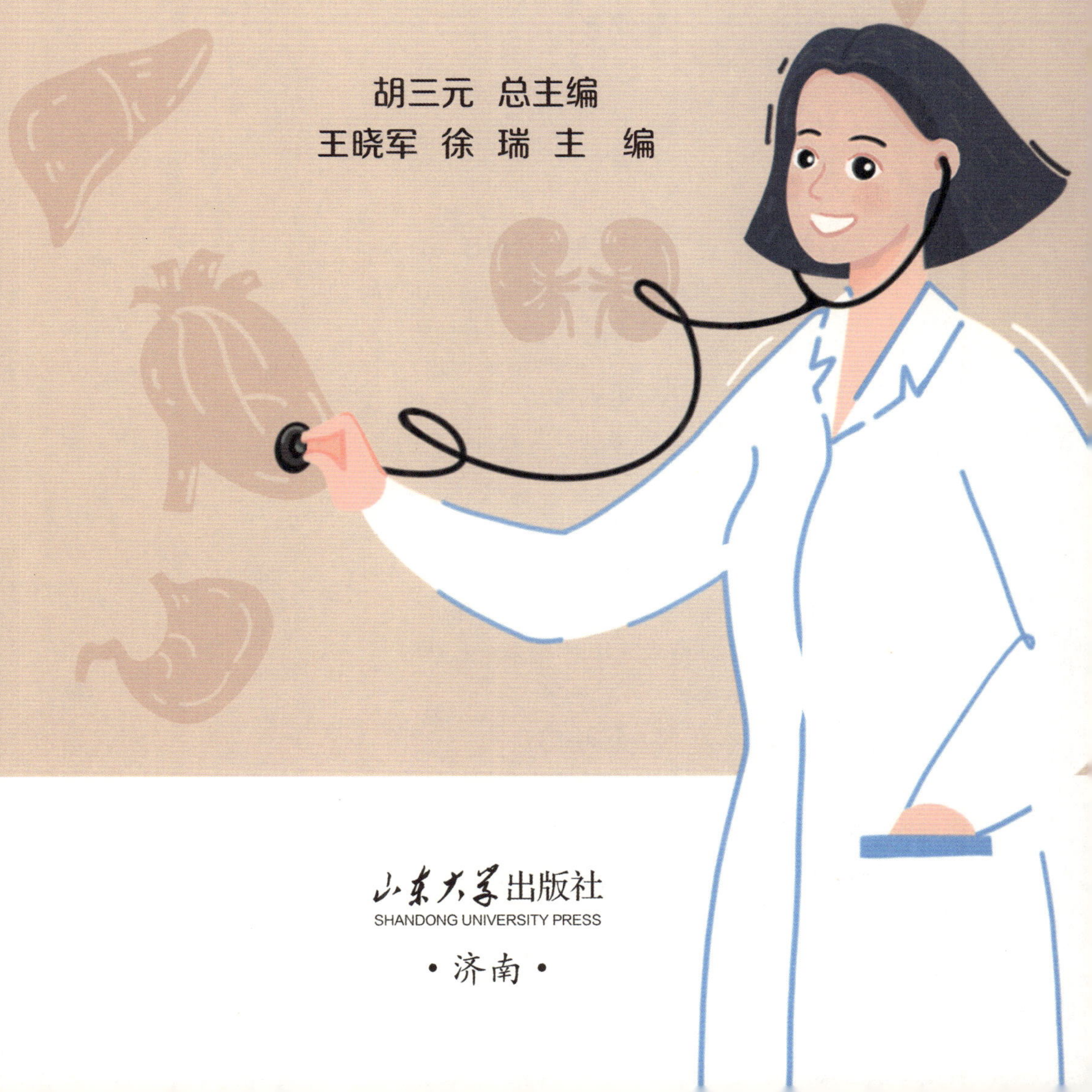

山东大学出版社
SHANDONG UNIVERSITY PRESS
·济南·

图书在版编目(CIP)数据

气定神闲话血压 ：高血压知识科普问答 / 王晓军，徐瑞主编. -- 济南 ：山东大学出版社，2025. 6.

(医万个为什么 ：全民大健康医学科普丛书 / 胡三元主编). -- ISBN 978-7-5607-8643-8

Ⅰ. R544.1-44

中国国家版本馆 CIP 数据核字第 2025CK1187 号

策划编辑　徐　翔　蔡梦阳

责任编辑　蔡梦阳

封面设计　王秋忆

气定神闲话血压

QIDING SHENXIAN HUA XUEYA

——高血压知识科普问答

出版发行　山东大学出版社

社　　址　山东省济南市山大南路 20 号

邮政编码　250100

发行热线　(0531)88363008

经　　销　新华书店

印　　刷　济南新雅图印业有限公司

规　　格　720 毫米×1000 毫米　1/16

9 印张　161 千字

版　　次　2025 年 6 月第 1 版

印　　次　2025 年 6 月第 1 次印刷

定　　价　68.00 元

《气定神闲话血压——高血压知识科普问答》
编委会

主　编　王晓军　山东第一医科大学第一附属医院
　　　　　徐　瑞　济南市中心医院

副主编　王　晔　山东第一医科大学第一附属医院
　　　　　李　勇　夏津县人民医院
　　　　　贠　琳　济南市妇幼保健院

编　委（按姓氏笔画排序）
　　　　　王　瑜　山东第一医科大学第一附属医院
　　　　　吕　豪　山东第一医科大学
　　　　　朱秀娟　夏津县人民医院
　　　　　朱宪伟　夏津县人民医院
　　　　　刘　超　临沂市中心医院
　　　　　李一诺　山东中医药大学
　　　　　李欣然　山东第一医科大学第一附属医院
　　　　　张　哲　山东第一医科大学
　　　　　张玲丽　夏津县人民医院
　　　　　陈晓丽　夏津县人民医院
　　　　　林　林　聊城市人民医院
　　　　　林晶如　山东省立第三医院
　　　　　郑　飞　山东第一医科大学第一附属医院
　　　　　施钰根　山东第一医科大学第一附属医院
　　　　　殷　洁　山东第一医科大学附属省立医院
　　　　　崔　悦　山东第一医科大学
　　　　　蒋　蓉　山东第一医科大学附属中心医院
　　　　　潘金玉　山东第一医科大学第一附属医院

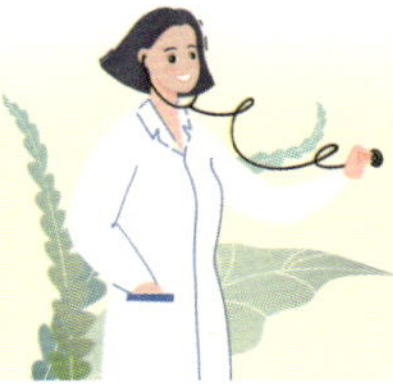

序一

新时代医者的使命担当

——为百姓打造有温度的医学科普

党的二十大报告指出，人民健康是民族昌盛和国家富强的重要标志，要把保障人民健康放在优先发展的战略位置，完善人民健康促进政策。

“科技创新、科学普及是实现创新发展的两翼，要把科学普及放在与科技创新同等重要的位置。”习近平总书记这一重要论述，为新时代医者做好医学知识普及工作指明了前进方向、提供了根本遵循，那就是传播健康理念，力求让主动健康意识深入人心。

“科普，从病人中来，到百姓中去。”山东省研究型医院协会响应国家“全民大健康”“科普创新”等一系列战略规划，借助实力雄厚的专家团队，在山东大学出版社的牵头下编纂的“医万个为什么——全民大健康医学科普丛书”问世了。丛书以向人民群众普及医学科学知识，提高全民科学素养和健康水平为根本宗旨，不仅可以在人们心中种下健康素养的种子，还能将健康管理落到实际行动上，让科普成为个人的“定心丸”，成为医生的“长效处方”，进而成为全民大健康的“防护网”。

传递医学科普，是一种社会责任。医道是“至精至微之事”，习医之人必须“博极医源，精勤不倦”，此为专业之“精”；有高尚的品德修养，以“见彼苦恼，若己有之”感同身受的心，策发“大慈恻隐之心”，进而发愿立誓“普救含灵之苦”，这是从医情怀。有情怀，才有品位；有情怀，才有坚持。国际上，很多医学大家也是科普作家。例如哈佛医学院教授、外科医生阿图·葛文德所写的《最好的告别》，传递出姑息治疗的新思路。世界著名的顶级学术期刊《自然》(*Nature*)、《科学》(*Science*)创立之初,就秉持科普色彩,直至今日,很多非专业读者仍醉心其趣味性和准确性。在我国,越来越多的医学专家和同仁也开始重视科普宣教,经常撰写科普作品,参加科普访谈,助力科普公益活动,引领大家的健康生活理念,加强疾病预防。

杏林春暖,有百姓健康相托,"医万个为什么——全民大健康医学科普丛书"创作团队带着一份责任和义务,集结100多个医学专业委员会,由百余位医学名家牵头把关,近千名医学一线人员编写,秉持公益科普的初心和使命,以心血成此科普丛书。每一本书里看似信手拈来的从容,都是医者从医多年厚积薄发的沉淀。参与创作的医者们带着情怀和担当参与到这项科普工程中,他们躬身实践、博采众长、匠心独运,力求以精要医论增辉杏林。

创作医学科普,是一种专业素养。生命健康,是民生大事。医学科普,推崇通俗,但绝不能低俗。相比于自媒体时代各种信息、谣言漫天飞的现象,这套丛书从一开始的定位就是准确性和科学性,绝不可有似是而非的内容。在内容准确性和科学性的基础上,还力求语言通俗易懂。为此,本系列丛书借鉴"十万个为什么"科普丛书,采取问答形式,就百姓关心的健康问题答惑释疑,指导人们如何科学防治疾病。上到耄耋老者,下至认字孩童,皆能读得懂、听得进,还能用得上,力倡"每个人是自己健康第一责任人"。

推广医学科普,是一种创新传播。科普,不是孤芳自赏,一定要能够打动人心、广泛传播。这就要求有创新、有温度的内容表达方式和新颖的传播形式。内容上,本套丛书从群众普遍关心的问题出发,突出疾病预防,讲述一些常见疾病的致病因素,让读者了解和掌握疾病的预防知识,尽量做到不得病、少得病,防患于未然。一旦得了病,也能做到早发现、早确诊,不贻误病情和错失救治良机。在传播方式上,为了方便读者高效利用碎片化时间,也为了让读者有更多获取健康知识的途径,本套丛书在制作时把每部分内容都录制成音频,扫码即可听书。为保证科普的系统性,丛书以病种划分为册,比如《心血管疾病科普问答》《内分泌与代谢疾病科普问答》《小儿外科疾病科普问答》等,从而能最大限度地方便读者直截了当地获取自己关心的科普内容。最终形成的这套医学科普丛书既方便读者查阅,又有收藏价值,还具有工具书的作用。

坚守医学科普，还需要有执着的精神。医学科普的推广、普及并非一日之功，必将是一项长期性、系统性的工程，我们将保持团队的活力和活跃性，顺应时代发展，不断更新知识，更好地护佑百姓健康。

这样一群有责任、有情怀、有坚守、有创新的杰出医者为天下苍生之安康所做的这件事，看似平凡，实则伟大。笔者坚信，他们在繁忙的临床、科研、教学工作以外耗费大量心血创作的这套大型医学科普丛书，必将成为医学史上明珠般的存在。不求光耀医史长河，但求为百姓答疑解惑，给每一位读者带来实实在在的健康收益。

中国工程院院士　张运

2023 年 4 月

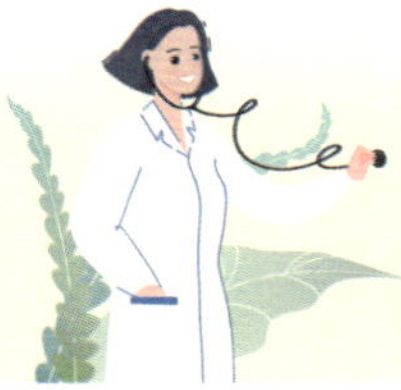

序二

让医学回归大众

欣闻“医万个为什么——全民大健康医学科普丛书”，这套由近千名医学领域专家和临床一线中青年医务人员撰写完成的丛书即将付梓，邀我作序，幸何如之。作为丛书总策划、总主编胡三元教授的同窗挚友，能先一睹著作，了解丛书撰述缘由，详读精心编写的医学科普内容，不禁感叹齐鲁医者之“善爱之心”及医学科普见解之独到。

庞大的丛书作者背后是民生温度。从医三十多年，我始终认为大众健康素质和健康意识的提高，是健康中国建设的重要内容。作为医生，应该多写科普类文章，给老百姓普及健康和医学知识，拉近与人民群众的距离，让科普成果切切实实为百姓带去健康福祉。

执好一支笔，写好小科普

医疗是一个专门的领域，由于人体的复杂性，注定了疾病本身往往是非常复杂的。虽然自 19 世纪以来，医学随着科学技术的现代化而飞速发展，人类攻克了很多疾病，但仍有许多疾病严重威胁着人类健康及生活质量。

医防融合是一个老话题，但不应只定格在诊室，还要延伸到诊室外，让医学科普知识融入百姓的日常生活，成为百姓的家居“口袋书”，对防病更能起到重要作用。

普通民众的医学知识毕竟有限，在生活水平日益提高的当下，健康无疑是最热门的话题之一，可很多民众的防病及治病方式存在诸多误区，有些方法甚至还有害无益。

得益于互联网传播和智慧医疗的日益发达，许多执业医师走上了科普道路，为民众普及健康常识，提高全民的健康素养。创作医学科普对大众健康有利，而对医者而言，也能丰富自己的知识，精细化自己的思维，在医学求知路上不断前进。“医万个为什么——全民大健康医学科普丛书”作为科普知识的大集锦，依托山东省研究型医院协会雄厚的专家团队，凝聚起了近千名专家和中青年医学骨干力量，掀起“执好一支笔，写好小科普”热潮，在新世纪的今天，可谓功不可没，意义深远。

编好一套书，护佑数代人

科普不仅能够预防疾病的发生，很多已经发生的疾病也能够通过科普获得更好的预后。从这个意义上说，医生做科普的意义绝不亚于治病。从落实健康中国战略，到向世界发出大健康领域的“中国之声”，在疾病防治上，我国医者贡献了不少中国智慧和中国方案。

“医万个为什么”脱胎于我们小时候耳熟能详的“十万个为什么”科普丛书，初读就觉得接地气、有人气。丛书聚焦的问题，也全部是与百姓息息相关的疾病疑难解答，全面、权威、可信、可靠。

尤让我耳目一新的是这套丛书创新性地采取了漫画插图以及音频植入的方式，相比单纯的文字阅读，用画图和语音的方式向读者介绍，会更直观。很多文字不易表达清楚的地方，看图、听音频会一目了然、一听而知，能切实助推健康科普知识较快为读者所掌握，不断提升大众对健康科普的认同感，相信丛书出版后，也会快速传播，成为百姓口口相传的“健康锦囊”。

凝聚一信念，擘画大健康

一头连着科普，一头连着百姓；一头连着健康，一头连着民生。

毫无疑问，“医万个为什么——全民大健康医学科普丛书”的编者们举山东之力，聚大医之智，以“善爱之心”成此巨著，已经走在了医学科普传播的最前沿，该丛书在当代医学科普领域堪称独树一帜之作。

我也殷切希望，医者同仁能怀赤子之心，笔耕不怠，医防融合，不断践行“让医学回归大众”的使命，向广大人民群众普及医学知识。期待本丛书成为护佑百姓健康的“金字招牌”，为助力健康中国建设做出应有贡献。

最后，向山东省研究型医院协会及各位同仁取得的成绩表示钦佩，并致以热烈的祝贺。

中国工程院院士

2023 年 5 月

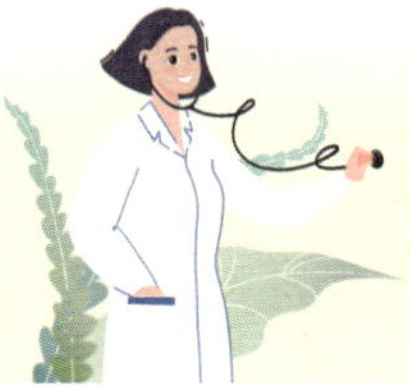

前言

在我国，每五个成年人中就有一个高血压患者，而以高血压作为危险因素引发的脑卒中(民间俗称“中风”)、冠心病等心脑血管疾病是全世界公认的影响人类生命健康的重大疾病。我国心脑血管疾病的发病率和死亡率一直居高不下，给社会带来了沉重的负担，成为了威胁人民生命健康的重大公共卫生问题，然而大众的预防意识却远远不足。实践证明，以生活方式干预和危险因素防控为核心的心脑血管疾病科学预防，可有效延缓或避免心脑血管疾病的发生，而高血压则是心脑血管疾病防治中的重中之重。当前，以高血压防治为抓手，将有效推动我国心脑血管疾病的防治进程。

“每个人都是自己健康的第一责任人”，做好高血压管理应该从自我做起，从学习科学的高血压防治知识开始。本书主要围绕高血压的基本概念、如何检测高血压、高血压的治疗方式、高血压常合并的各种疾病(如脑卒中、冠心病、心衰、肾衰竭、糖尿病、代谢综合征等)展开叙述，还涉及老年人高血压、儿童高血压、妊娠高血压、各种特殊病因的高血压。本书对高血压防治的方方面面都进行了科普，尽力解答日常高血压管理中公众遇到的困惑和误区，力求传播科学的高血压防控知识。希望读者通过阅读本书，对高血压的防治知识有更加科学和正确的认识，可以获得更健康的生活。

本书的编审人员既有从事高血压防治多年并对高血压有深入研究和造诣的资深专家，又有活跃在心血管专业、妇幼保健专业、老年保健专业领域的对心血管疾病科普有热情和兴趣的中青年医生。他们“触角”敏锐，每天面对大量高血压患者，有丰富的经验和一手资料，值得信赖。

在此，我还要感谢山东省研究型医院协会胡三元会长、王兴步秘书长的大力支持，感谢山东大学出版社徐翔副社长的耐心指导，同时感谢各位编委的共同努力和辛勤劳动，使该书得以顺利完成。但由于编者水平有限，书中难免有疏漏之处，还请专家和读者不吝赐教，万分感谢。

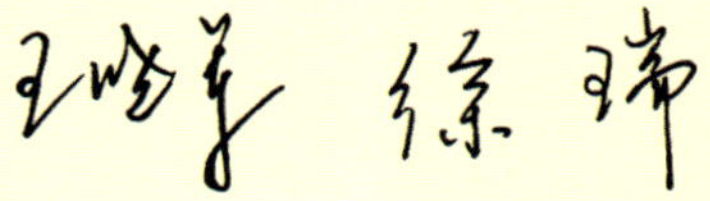

2025 年 3 月

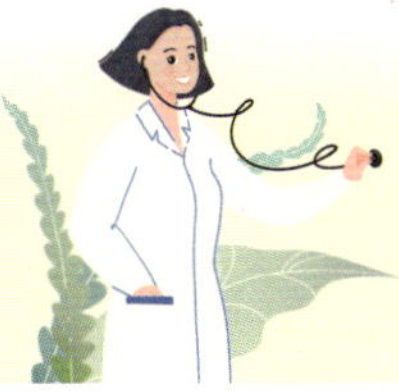

目录

日常生活中的血压变化

高血压的治疗

老年人高血压

儿童高血压

妊娠期高血压

高血压伴脑卒中

高血压伴冠心病

高血压合并心力衰竭

高血压伴慢性肾脏疾病

高血压合并糖尿病

高血压合并代谢综合征

外周动脉疾病的降压治疗

难治性高血压

继发性高血压

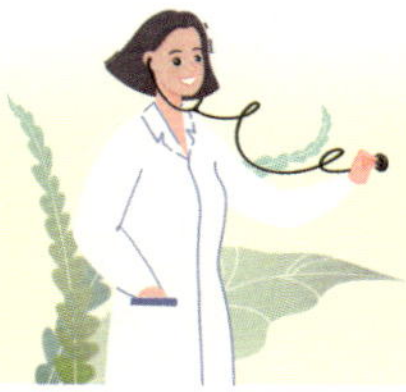

正确认识高血压

1.血压是如何形成的?

人体血管内有足够的血液充盈是动脉血压形成的前提,心脏射血的力量和遍布全身的外周血管壁的弹性是形成动脉血压的基本因素。此外,主动脉和大动脉的弹性储器作用也会影响血压的形成。心脏每次排出的血液量(反映心功能情况)、心跳的快慢、血管的弹性、管壁厚度和僵硬度,以及在身体内流动的血量和血管容量的比例都会影响人体血压的高低。

医学上通常用收缩压、舒张压、脉压和平均动脉压等数值来表示血压的水平。收缩压是指心脏收缩期动脉血压达到最高值时的血压;舒张压是指心脏舒张末期动脉血压达到最低值时的血压;脉压就是收缩压和舒张压的差值。在诊断和治疗高血压时,这几个数值都是医生和患者需要密切观察的指标。

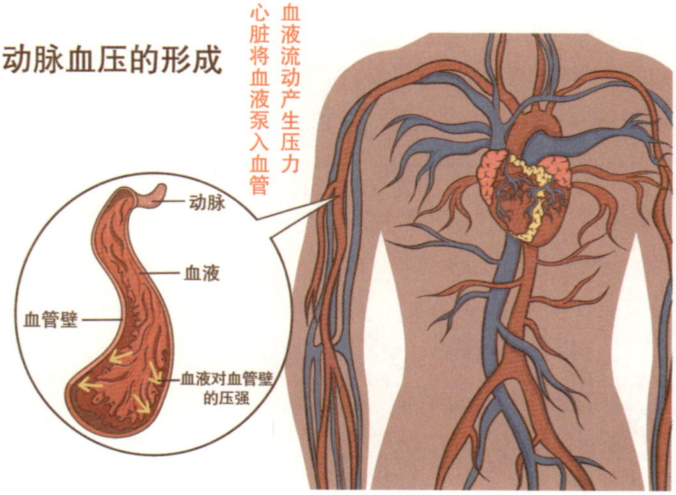

动脉血压的形成

2.如何进行血压测量?

日常生活中常采用间接测量法(即袖带加压法),用血压计测量血压。血压计又分为汞柱式血压计和电子血压计,其显示直观、测量方便。还有一种方法为直接测压法,即经皮穿刺将导管送至周围动脉(如桡动脉)内,导管末端接监护测压系统,自动显示血压值。直接测压法虽然精确、实时,但为有创方式,仅对医院内的危重症患者进行密切监护时使用,无法应用于家庭及日常血压监测。

3.什么是高血压?

高血压是一种以动脉血压升高为主要表现的疾病,医学上称高血压为心血管综合征,这是因为高血压最容易导致心脑血管疾病,它常与血糖升高、血脂升高、吸烟等心血管危险因素共存,能造成血管的动脉硬化、狭窄,甚至阻塞,还能损伤心、脑、肾等重要脏器的结构和功能。

判断自己是否患有高血压的方法如下:在安静、清醒和未使用降压药的条件下采用间接测量法,若至少三次收缩压超过或者等于 140 mmHg 以及舒张压超过或者等于 90 mmHg,或者收缩压、舒张压其中之一超过上述数值,且这三次测量不在同一天,则为高血压。如果仅收缩压超过标准则称为单纯收缩期高血压,常见于老年人。

目前,我国诊断高血压的标准见下表,但每个人理想的血压为收缩压低于 120 mmHg 且舒张压低于 80 mmHg。一旦血压升高到 120～139 mmHg/80～89 mmHg,就意味着进入高血压前期,需要加强预防甚至进行治疗了。

血压水平的定义与分类

类别		收缩压/mmHg	舒张压/mmHg
正常血压		小于 120	小于 80
正常高值血压		120～139	80～89
高血压	1 级高血压	140～159	90～99
	2 级高血压	160～179	100～109
	3 级高血压	大于等于 180	大于等于 110
	单纯收缩期高血压	大于等于 140	小于 90

注:若患者的收缩压与舒张压分属不同级别,则以级别较高的分级为准;单纯收缩期高血压也可按照收缩压水平分为 1、2、3 级。

4.罗斯福总统血压曾飙升至 200 mmHg，为何当时医生“见死不救”？

或许大家不知道，如今被冠以“无声杀手”称号的高血压在 20 世纪前期其实“寂寂无名”。当时的观点认为，血压升高是身体正常的代偿机制，算是一种人体的保护性生理反应，没有必要进行干预。这让很多高血压患者无法得到有效治疗，并深受各种并发症的折磨。直到美国前总统富兰克林·罗斯福因此病逝，人们才幡然醒悟——原来高血压不仅是病，还是“穷凶极恶”的大病！据记载，罗斯福总统的血压最高达到 200/110 mmHg，并经常感觉头痛。但他的私人医生却依据当时的医学标准坚持认为，罗斯福的血压是正常的。于是，罗斯福就这样长期暴露在高血压的侵害之下。1945 年 4 月 12 日，正当罗斯福正襟危坐、由画家描绘水彩肖像时，突发脑溢血，并于当天死亡，给世人留下一幅《未完成的罗斯福肖像》以及无尽的遗憾。正是罗斯福的病逝，让美国医学界开始重视高血压。后来美国成立了国家心脏研究所，一项划时代的心脏病流行病学研究——弗莱明翰心脏研究由此展开。这项研究通过对美国人心脑血管疾病长期的随访和监测，最终证实了高血压和高胆固醇等问题是心脑血管疾病的重要危险因素。至此，高血压不再被认为是正常的生理变化，而是一种疾病，必须进行有效的干预。于是，人类和高血压之间的对抗，拉开了序幕……

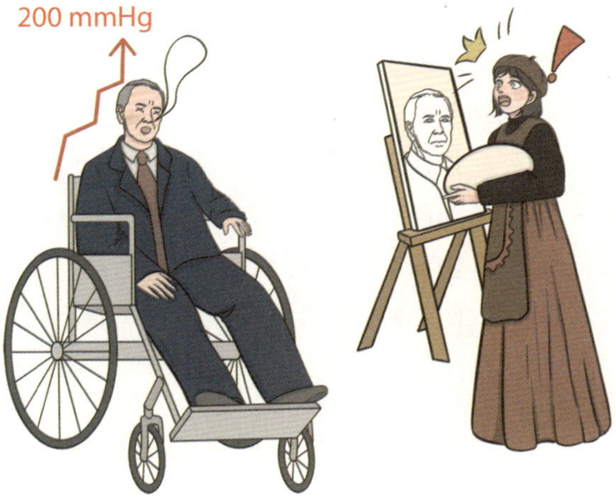

5.高血压的诊断标准是如何制定的？

高血压的诊断标准并非一直是一个数值、一个标准。1957 年，美国的弗莱明翰心脏研究首次定义高血压为血压大于或者等于 160/95 mmHg，把高血压的诊断带进了量化时代，将高血压正式定义为一种疾病。1977 年，高血压的诊断标准从早期的 160/95 mmHg，变成了后来的 140/90 mmHg，并一直沿用几十年。直至 2015 年，美国开展了大规模收缩压干预临床试验，正可谓一石激起千层浪，自此全世界开始了对高血压治疗降压标准的争议。2015 年，《新英格兰医学杂志》上发表的收缩压干预试验初步结果表明：用药物将收缩压降到低于120 mmHg的激进降压策略，与降到低于140 mmHg的标准降压策略相比，分别使受试者因各种原因死亡的风险降低 25%，出现心血管疾病的风险降低 30%。收缩压干预试验结果也成为美国心脏协会/美国心脏病学会(AHA/ACC)2017版高血压临床指南中，将高血压的诊断标准调整到 130/80 mmHg 的依据。我国高血压患者的知晓率、控制率、治疗率仍与美国存在较大差距，那么将高血压诊断标准下调至 130/80 mmHg 以下的策略是否适合中国国情，适合我国患者人群，以及新的高血压的标准应如何制定，这在医学界仍存在争论。诚然，对血压进行更加严格的管理是全世界的共识。

6.高血压分几种类型?

根据是否可以找到病因，将高血压分成两大类：

第一大类为原发性高血压，是指患者虽被诊断为高血压，但是找不到引起血压升高的明确原因。日常说的高血压大部分是指原发性高血压。

第二大类为继发性高血压，是指有确切病因的高血压，当查出具体的病因并有效祛除或控制之后，作为继发症状的高血压即可被治愈，或得以明显控制。继发性高血压患者在高血压人群中占 5%～10%，而且随着医学的发展和检查技术的不断提高，近年来继发性高血压的检出率也越来越高。也就是说，原来以为的原发性高血压有可能会随着医学科技的发展而被查出具体而明确的病因，患者有可能通过治疗原发病因而痊愈。因此，在诊断高血压之初，排除继发性高血压是非常重要的。

7.父母患有高血压，会遗传给我吗?

高血压具有明显的遗传倾向，统计数据表明，约 60%的高血压患者有高血压家族史。如果父母均有高血压，子女发病概率高达 46%；如果父母一方患高血压，子女患高血压的概率是 28%。反过来，如果双亲血压都正常，其子女患高血压的概率仅为 3%。目前，遗传学研究已发现三十多个与高血压发病有关的染色体片段。同时，科学家已培育出一种“遗传性自发高血压”大鼠。这种大鼠会把高血压的基因一代代传下去，它们的子孙 100%会发生高血压，这是高血压与遗传密切相关的最典型的例子。

另外，高血压的发病也与饮食习惯有关，高摄盐量、高蛋白、高脂肪等都是导致血压升高的因素，同一屋檐下，一样的饮食习惯和生活习惯，也是导致高血压家族性发病的因素之一。

继发性高血压　　继发于其他疾病或原因的高血压，只占高血压人群的5%～10%

原发性高血压 → 遗传因素

↓

生活习惯

↓

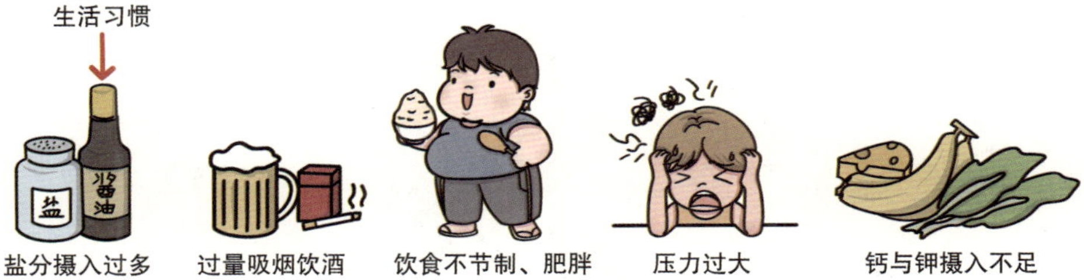

8.为什么医生说高血压是吃出来的病？

除了遗传因素，高血压跟饮食习惯有着非常密切的关系。不同地区的人群血压水平和高血压患病率与其钠盐平均摄入量显著相关，钠盐吃得越多，血压越高，而钾摄入量不足也会导致血压升高。另外，高蛋白质的摄入、饮食中饱和脂肪酸或饱和脂肪酸与多不饱和脂肪酸的比值较高也属于升压因素。值得注意的是，吸烟、饮酒会直接升高血压，尤其与收缩压显著相关。因此，高血压是“吃出来的病”并非言过其实。

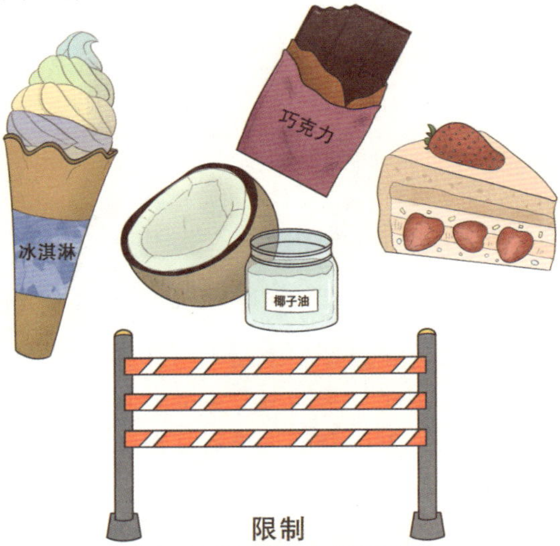

限制
饱和脂肪酸及反式脂肪酸

9.为什么高血压好发于北方地区?

高血压在我国发病具有地域性区别,北方地区的发病率相对较高。这主要与北方地区的饮食习惯、地理环境、生活方式有关。

(1)饮食习惯:北方地区的饮食习惯以高盐、高脂为主,这是导致高血压发病率较高的重要原因。相较之下,南方地区的饮食习惯以清淡、低盐为主,有利于降低高血压的发病风险。

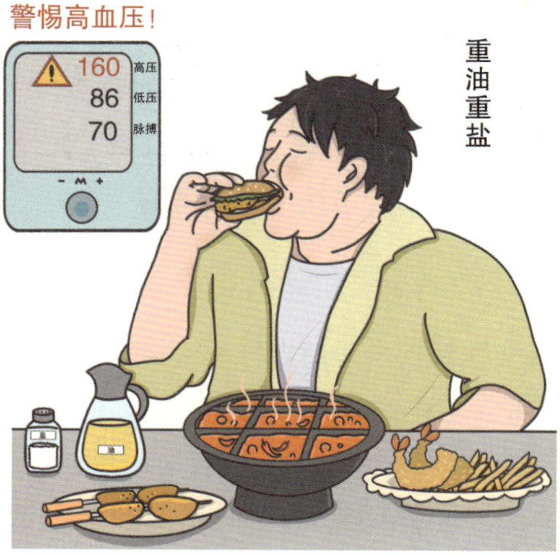

(2)地理环境:北方地区气候寒冷,冬季漫长,人体为了维持体温,血管会收缩,血压相对较高,长期处于这种环境中,容易诱发高血压。而南方地区气候较为温暖,血管收缩的情况相对较少,有利于降低高血压的发病风险。

(3)生活方式:北方部分地区的人群工作压力大,生活节奏快,容易导致精神紧张、焦虑等不良情绪,从而诱发高血压。

10.睡觉打呼噜与高血压有关系吗?

一般人说的睡觉打呼噜也就是打鼾,打鼾严重的人往往患有睡眠呼吸暂停低通气综合征(OSAS),它是指 7 小时的连续睡眠中发生至少 30 次呼吸暂停,且每次气流中止时间超过 10 秒,或平均每小时呼吸暂停以及低通气次数之和多于 5 次。严重的睡眠呼吸暂停低通气综合征可导致高血压及其他心脑血管疾病。打鼾的人多伴有呼吸道堵塞,胸腔内压力变化进一步引起血管内血容量增加,对血管壁的压力增大;同时,长期打鼾会引起血氧降低,通过人体交感神经兴奋、血管壁受损会产生氧化应激、代谢紊乱等机制，从而造成心率增快、血管收缩等情况，最终导致血压升高及其他心血管疾病。据统计，睡眠呼吸暂停低通气综合征患者中，35%～80%合并高血压，因而长期打鼾确实有导致高血压的风险，而且血压升高程度与打鼾导致呼吸暂停的病程和严重程度有关。因此，建议有明确病因的睡眠呼吸暂停低通气综合征患者，如鼻中隔弯曲、扁桃体肥大、超重的患者积极进行治疗。

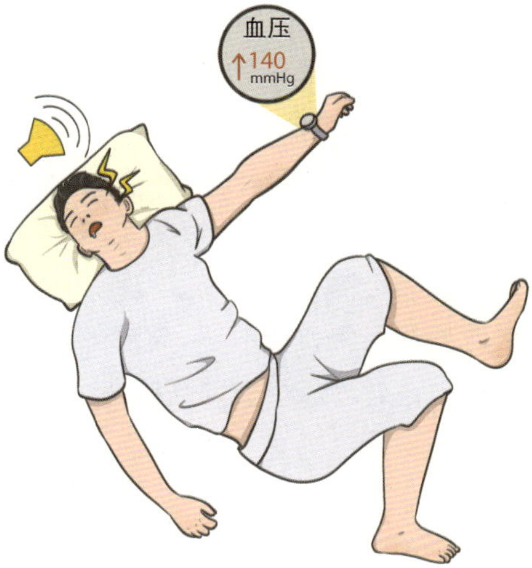

11.血压升高后会有哪些常见的症状？

高血压的症状因人而异，早期可能无症状或症状不明显，有的患者甚至在发生并发症（如脑梗、心梗）后才就医。血压升高后常见的症状有头晕、头痛、颈项板紧（“头部像戴了一顶沉重的帽子或头箍”）、疲劳、莫名的心慌、心跳强烈感等，并在休息后恢复正常。

随着病程延长，患者会逐渐出现各种症状，此时被称为缓进型高血压。缓进型高血压常见的临床症状有头痛、头晕、注意力不集中、记忆力减退、肢体麻木、夜尿增多、心悸、胸闷、乏力等。当血压突然升高到一定程度时，甚至会出现剧烈头痛、呕吐、心悸、眩晕等症状，严重时会发生神志不清、抽搐，这就属于急进型高血压和高血压危重症，多会在短期内造成严重的心、脑、肾等器官的损害和病变，如中风、心梗、肾衰等。

12.不同年龄段的患者发生高血压时会有哪些不同的表现？

不同年龄阶段高血压的病因和表现形式不同。

（1）儿童及青少年高血压患者以原发性高血压为主，表现为轻、中度血压升高，通常没有明显的临床症状，与肥胖密切相关。近一半的儿童高血压患者可发展为成人高血压，左心室肥厚是最常见的靶器官受累表现。儿童及青少年血压显著升高者多为继发性高血压，其中肾性高血压是首位病因。

（2）对于中年轻度高血压患者而言，常因各种原因使身体的交感神经系统被过度激活，表现为心跳强烈、心率增快，从而使心输出量增加。这类患者的血压变化以舒张压增高更加多见，伴有或不伴有收缩压增高，一般发生于男性，患者往往有肥胖、吸烟、精神压力大、心慌、夜间打鼾等情况。

（3）对于老年高血压患者而言，单纯收缩期高血压是最常见的类型。老年人的血管随着年龄增加，管壁变厚、硬度增加，弹性没有年轻人高，所以在心脏收缩的时候会因为没有血管壁弹力的良好缓冲，导致收缩压升高，而在心脏舒张的时候又因为弹性不够，导致舒张压比较低。因此，老年高血压的特点就是收缩压很高，舒张压很低（高压高，低压低），脉压明显增大。

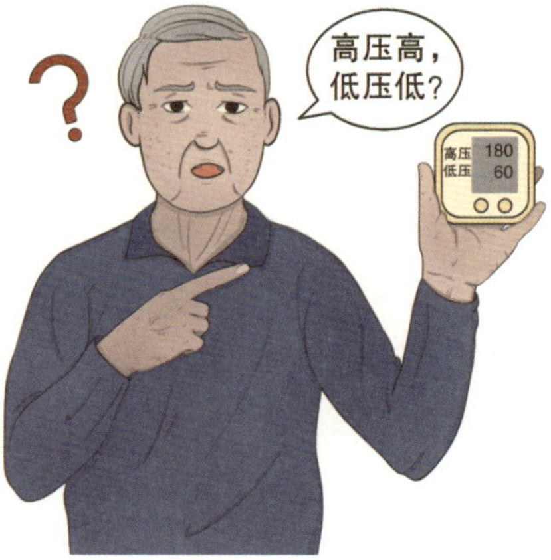

13.平时规律用药，为什么血压还会波动？

血压并不是固定不变的，在正常生理状态下也会有昼夜节律的变化。此外，在特殊情况及不同天气状态下，即使规律服用降压药物，血压也会波动，例如：

（1）用力排大便、情绪波动、暴饮暴食和运动后血压会随之升高；安静状态下、休息时、心态平和时血压则较为平稳；过度关注血压，一天测量好几次，同样也会造成血压波动。

（2）血管也有“热胀冷缩”现象，随着天气转暖，血管逐渐扩张，血压水平随之下降；而在温度低的季节，高血压患者的血压往往升高，甚至难以控制。

（3）与体力劳动者相比，脑力劳动者更易出现血压波动，尤其是血压升高的情况。

（4）血压随着睡眠和活动变化而发生波动，睡眠状态下血压水平下降，活动时血压水平升高。早晨醒来时，交感神经由抑制转为兴奋，血压达到峰值。

14.为什么高血压是“无声的杀手”?

身体发生了炎症会发烧,长了疖肿局部会红肿热痛,发生了贫血会苍白无力,而大多数高血压患者起病缓慢,病程较长,许多人没有明显的不舒服,导致大家忽视了疾病的存在,耽误治疗。很多人被查出高血压时,都会感到十分意外,这主要与人体的自我调节和修复能力相关,身体已经适应了这种状况,但长期高血压对全身的血管,尤其是对心、脑、肾等重要脏器造成了不可逆的损害。例如,患者会突然出现偏瘫、失语、剧烈胸痛、喘不动气、身体水肿等表现,给生命带来了巨大危害,这也是高血压致死、致残的重要原因。还有一部分患者通过测量血压已经发现自己的血压较高,但误认为“没有症状就不是病”,常会拖到病情恶化时才就医,这时却为时已晚。

15.平时在家里测量血压都不高,为什么一到医院测量血压就很高?

很多人都有疑问:“我一到医院血压就高,回家血压就正常了,这是怎么回事?还需要治疗吗?”

“一见医生血压就高”,这种特殊类型的高血压被称为“白大衣高血压”,一般与患者的情绪、精神紧张有关。但“白大衣高血压”同样会对心脏、大脑、肾脏等产生损害。据统计,“白大衣高血压”患者在五年后有70%~80%的概率会发展成为高血压,而且大多数“白大衣高血压”患者会合并血糖、血脂代谢紊乱,更易发生心血管疾病。

“白大衣高血压”是否需要治疗,需要根据心脏、大脑、肾脏等靶器官受损的情况决定。如果患者没有靶器官受损,密切随访即可,不需要特殊的药物治疗。如果合并靶器官受损,如出现心脑血管疾病、肾脏疾病以及视网膜疾病,就需要启动降压及相应的药物治疗。

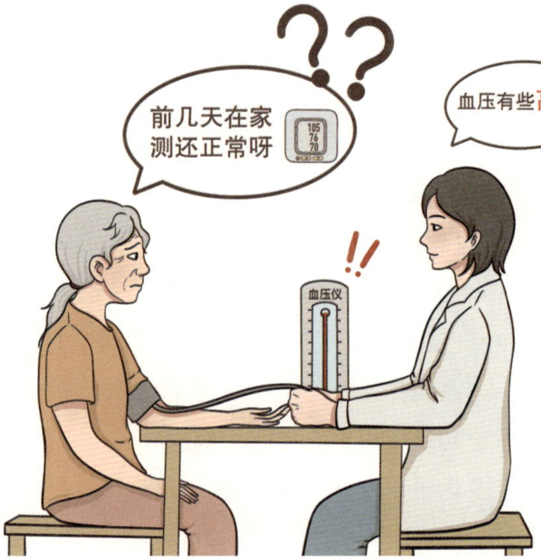

因此,对于“白大衣高

血压”同样应提高警惕。对于有“白大衣高血压”表现者，应至少每月在门诊测一次血压，有条件者至少每年做一次 24 小时动态血压监测，坚持家庭血压监测，观察血压变化情况，如果出现持续血压升高或靶器官受损等情况，应及早启动降压及对症治疗方案。

16.在医院测量血压正常，只是偶尔血压升高，为什么会被确诊为高血压？

这种高血压是在临床上最易漏诊的类型，被称为隐匿性高血压，又称“隐性高血压”。这类患者在医院测血压并不高(诊室测量血压小于 140/90 mmHg)，但在家测血压得到的数值高于家庭自测高血压诊断标准，也就是高于或等于 135/85 mmHg，或 24 小时动态血压监测高于正常标准，白昼平均血压高于或等于 135/85 mmHg。

隐匿性高血压与性别和年龄有关。研究发现，男性患隐匿性高血压的概率大于女性。至于年龄与隐匿性高血压的关系，目前报道还不一致，有的研究发现，隐匿性高血压的发生率随年龄增加而增加；然而另一些研究发现，隐匿性高血压的发生率随年龄增加而降低。此外，交感神经兴奋、体力活动、吸烟、饮酒、肥胖、焦虑等也是导致隐匿性高血压发生的主要原因。据统计，隐匿性高血压患者的心血管疾病发生率比正常者或血压控制良好者要高，危险性堪比持续性高血压。

因此，对于此类高血压患者，需要更加关注日常血压水平，定期体检，规范测量血压，还要改变不良生活习惯，避免血压大幅度波动。

17.哪些人群的血压容易受季节变化的影响？

人的血压可随着季节更替而变化，呈现“秋冬高、春夏低”的特点。通常情况下，冬季血压较夏季显著升高。研究显示，与冬季相比，夏季收缩压的均值会降低 5 mmHg，舒张压的均值会降低 3 mmHg。针对中国人群的流行病学研究显示，室外气温大于 5 ℃时，气温每下降 10 ℃，收缩压平均会上升 6.2 mmHg。

老年高血压患者、合并慢性肾脏病和糖尿病的高血压患者通常存在血管内皮功能不全、血压调节功能差等病理情况，对季节性气温变化更敏感，因此血压的季节性变化更显著。有研究显示，老年患者夏季与冬季收缩压和舒张压的平均差值分别为 31 mmHg 和 15 mmHg。更重要的是，这些患者冬季发生心梗和卒中的风险较其他季节增加1倍。因此，对于老年高血压患者，在季节交替期间更要密切监测血压水平，如有条件，建议每年在夏季和冬季至少进行1次动态血压监测，及时调整降压治疗方案。

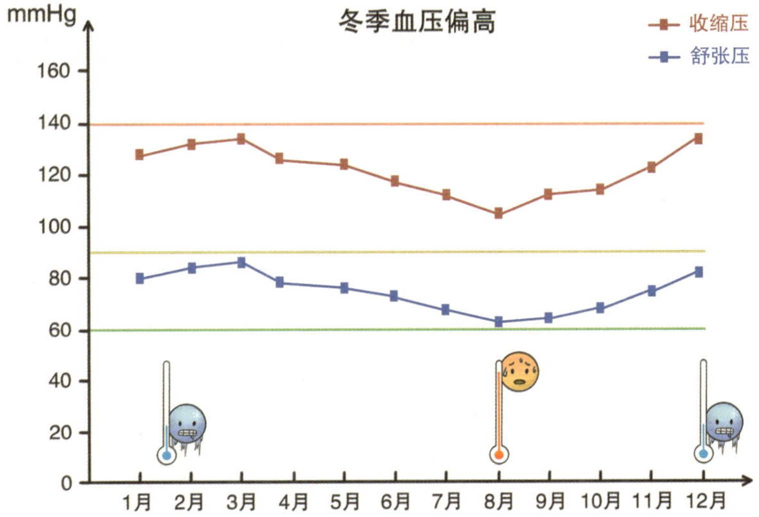

18.选择“候鸟式”生活方式的高血压患者要注意哪些事项？

近年来，随着人们经济水平的不断提高，夏天去凉爽的北方度夏、冬天去温暖的南方过冬，这种“候鸟式”的移居模式已越来越普遍。尤其是很多老年人，过起了“候鸟”式生活，尽情享受适宜的气候、蓝天和大海。

这样的生活看上去很潇洒，但“候鸟式”的生活方式对血压与心血管健康的影响不容忽视。我国北方居民到南方过冬、南方居民到北方避暑，都可能因为短时间内环境温度显著变化而导致血压明显波动，甚至诱发不良心血管事件。已患有心血管疾病者，特别是老年患者，应尤其注意。在远途旅行前后数周内应注意多测血压，及时了解血压变化。若出现血压大幅度波动，需适时调整降压治疗强度，避免因环境温度、湿度等条件改变而增加不良心血管事件的风险。

19.高血压患者该如何安稳度过气温变化较大的季节？

根据我国的气候变化，大部分地区会出现夏季炎热而冬季寒冷的状况，气温变化时血压也会产生波动，那高血压患者该如何平稳度过酷暑与寒冬呢？首先，高血压患者应在家中勤测血压，要求在每天的固定时刻测量。如果发现血压急剧升高或下降并出现头痛、头晕、心慌等不适症状，要及时就医，在医生指导下调整用药方案。其次，患者在严冬需加强保暖，尤其是暴露在外面的头颈部；夏季炎热时室内尽量不要长时间使用空调，尤其是要避免因为与外界温度相差过大引起的血压波动。最后，患者应保持健康的生活方式，包括合理均衡饮食、控制体重、戒烟限酒、坚持运动。还需注意的是，对于中老年高血压患者，坚持日常运动时需避开每日过于寒冷或炎热的时间段（如冬季的早晨、夏季的中午），运动前要做好热身活动，运动后要做好舒缓活动，同时要避免过于剧烈的运动（如冬泳）。

20.高血压患者能吃辣椒吗？

答案是肯定的。辣椒不但不会引起血压升高，还具有一定的降压作用，因此高血压患者适量吃辣椒是有好处的。吃辣椒还可以减少脑卒中的发生，并对心脏和血管产生一定保护作用，有助于抗动脉硬化、逆转心室肥厚、减轻脂肪肝、降低血糖等。适当吃辣椒可以改善口味，对于平时口味较重、难以减少食盐摄入量的高血压患者，用辣椒佐餐可以减少对食盐的需要量，从而间接发挥降压作用。此外，有研究发现，吃辣椒还可以促进钠的排泄，这同样有助于降低血压。但是长期大量吃辣椒（特别是很辣的辣椒）可能会对胃肠道产生不利影响。因此，我们鼓励高血压患者适量吃辣椒，但不能吃得太多、太辣。

适量吃辣椒可降压

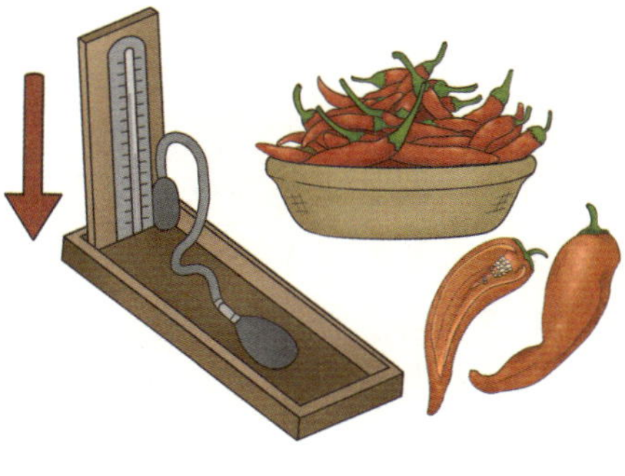

21.为什么高血压患者容易发生视力问题？

70%以上的高血压患者有不同程度的视网膜病变，与年龄、血压升高程度、病程长短有关。研究显示，高血压病程在五年以上的患者，视网膜病变的危险性显著增加，收缩压与脉压越大，视网膜中央动脉缩窄越严重。高血压导致视网膜病变的主要原因有以下几个方面：

（1）弥漫视网膜小动脉痉挛：正常人动静脉血管直径比例为 2∶3，高血压视网膜病变发生之后，动静脉比例可变为 1∶4～1∶3。随着高血压病程的进展，视网膜动脉逐渐出现动脉粥样硬化，管壁增厚、管腔狭窄，导致视网膜供血不足。

（2）血-视网膜屏障破裂：多见于血压急剧升高的患者，由于血压骤然升高，视网膜血管自身调节功能受损，可能导致小动脉破裂、微血管瘤的形成，进而导致患者视力下降。

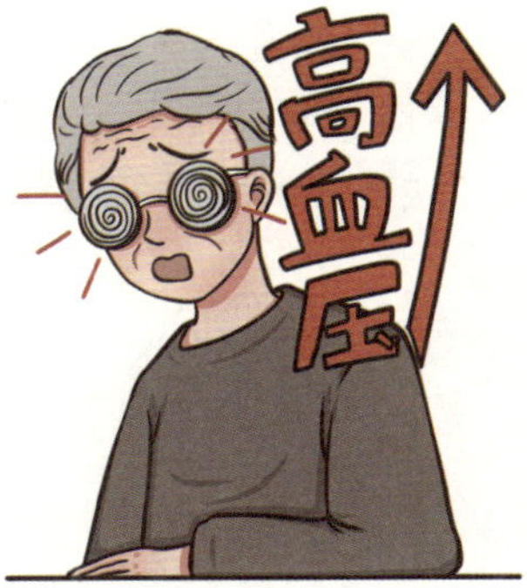

视网膜微血管是体表可直接观察到的微血管，是观察高血压血管损害程度的一个窗口。因此，眼底检查有助于了解高血压的严重程度，目前主要采用基思-瓦格纳（Keith-Wagener）眼底分级法，一共分四级，级别越高意味着病变越重。具体分级方法根据医生用特殊的眼底镜看到的血管形态特点分为四级：Ⅰ级：视网膜动脉变细、反光增强。Ⅱ级：视网膜动脉狭窄、动静脉交叉压迫。Ⅲ级：在上述病变基础上有眼底出血及棉絮状渗出。Ⅳ级：在上述基础上又出现视盘水肿。

22.为什么高血压能引发房颤呢？

房颤是指出现心跳完全失去节律、变得快慢不一的情况，它是导致栓塞性脑卒中的重要原因，而高血压是导致房颤的一个非常重要的病因和危险因素。现有数据显示，血压增高可以使房颤的发病率增加 1.4～1.5 倍。多项研究显示，高血压合并房颤对患者的危害有叠加效应，合并高血压的房颤患者，脑卒中（也称“脑血栓”）的发病风险又额外增加 2～3 倍。从以上的数据不难看出，高血压与房颤的发生、发展及预后密切相关。那为什么高血压会引起房颤呢？首先，长期的高血压状态增加左心室舒张末期压力，进而使左心房压力逐渐增加，引起肺静脉牵张、心房扩大和纤维化。左房内径每增加 5 毫米，发生心房颤动的可能性就会增加 39%。心房纤维化导致心肌不应期不一致，引起心房电生理特征改变，从而导致心房颤动的发生。此外，高血压导致神经内分泌激活，其中肾素-血管紧张素-醛固酮系统激活是高血压和心房颤动共同的病理生理基础。高血压患者体内血管紧张素Ⅱ水平增高，对心房颤动的发生和维持发挥重要作用，血管紧张素Ⅱ已被确认是心房颤动与心房重构中的一个关键因素。因此，对于高血压合并房颤患者，首选肾素-血管紧张素-醛固酮抑制剂和β受体阻滞剂控制血压。

23.为什么鼻出血时要注意测量血压呢？

引起鼻出血的原因有很多，主要包括全身性疾病，如血液系统疾病、肝脏疾病、发热等，局部因素主要包括鼻外伤、鼻黏膜炎症等。容易让人忽略的是，高血压也是鼻出血的常见原因之一，这主要是由于鼻腔的血管非常丰富，鼻黏膜

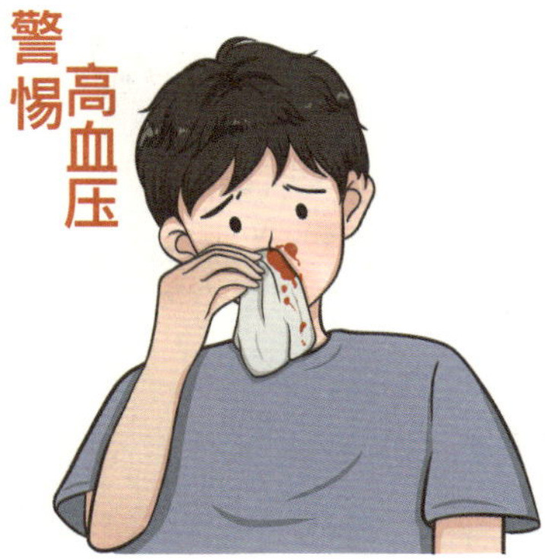

单薄、毛细血管血运很丰富，且位置比较表浅，长期高血压导致动脉硬化，血管弹性变差，容易导致鼻出血的发生。还有一种情况叫恶性高血压，短时间内血压急剧升高，超过了鼻部局部血管的扩张代偿能力，过高的压力导致血管破裂，鼻子无故出血。因此，当发生鼻出血时，首先需要注意测量血压，同时不要恐慌、害怕。若出血量不大，可局部压迫，避免误吸；必要时到医院的耳鼻喉科进一步止血。如果伴有高血压，需要心内科医生开具降压处方药物来控制血压。当然，对于反复发生的鼻出血，应就诊于耳鼻喉科，排除其他原因导致的鼻出血可能。尤其是血压控制良好的患者，当反复出现鼻出血症状时，必须行专科检查。

24.为什么血压高时会心慌？

有些中青年人因为莫名的心跳快、心跳强烈等不适到医院就诊，测量血压后发现有明显升高，所以心慌有时是高血压的一个症状。

血压升高受到多种因素的调节，神经反射调节因素在其中起着至关重要的作用。当交感神经过度兴奋时（如突然情绪波动、焦虑等），就会释放儿茶酚胺类物质，这类激素的主要作用是收缩外周血管、兴奋心脏等，外周血管的收缩作用会导致患者血压升高，同时兴奋心脏中对这类激素起反应的β受体，造成患者心率增快，出现心慌症状。此外，长期的高血压病史导致心脏功能受损，机体

为了满足自身血液供应的需要，需要适当提高心率来保障外周组织、脏器的血供，因此，这也是部分高血压性心脏失代偿患者心慌的原因之一。已经诊断为高血压的患者，如果服用硝苯地平普通片、硝苯地平缓释片以及硝苯地平控释片这类药物，也会反射性导致心率偏快，出现心慌症状。

25.为什么有些高血压患者会经常感到乏力?

高血压患者如果出现乏力，可能有以下几种情况：

(1)患者可能是患有“原发性醛固酮增多症”的特殊类型高血压。其主要是由于肾脏侧上方、重 4.5～5.0 克的肾上腺组织发生了增生或者形成了肿瘤，分泌过多的醛固酮所致。醛固酮的主要生理作用是促使肾脏保留钠离子、排出钾离子，患者通常表现为高血压合并低血钾，而低血钾通常会使人感到疲惫，出现乏力、纳差、皮肤发麻、腹胀等症状。

(2)高血压患者若长期服用排钾类的利尿剂(如氢氯噻嗪、吲达帕胺、呋塞米等)作为降压药，而又没有定期检测血中的钾离子浓度以及时补充，则可能导致低血钾，继而出现乏力等不适症状。

(3)长期高血压导致患者心肌受损或者出现慢性缺血、心肌肥大而能量不足，也会发生心力衰竭，使患者常感到乏力、体力活动受限，严重者甚至无法正常生活。

(4)高血压导致肾衰竭的患者，由于身体代谢的毒素不能及时排出，也会出现纳差、乏力、水肿等表现。

26.为什么高血压患者在逐渐年轻化?

高血压患者越来越年轻化的主要原因如下：

(1)缺乏体力活动：现代社会，年轻人普遍缺乏体力活动，特别是城市中公共交通发达，人们能坐公交车就不走路、骑车，能乘电梯就不爬楼梯，缺乏体力活动，造成身体代谢紊乱、神经功能紊乱，且肥胖、超重人群越来越多，导致高血压患者越来越多。

(2)压力大，精神紧张：现代社会职场竞争激烈，人们普遍精神紧张，压力大，以致神经功能紊乱，出现焦虑、抑郁、烦躁，睡眠差，内分泌失调，造成高血压。

(3)饮食不当：进食大量高钠、高糖、高脂食物。高钠、高糖、高脂食物，使身体脂糖水盐代谢紊乱，水钠潴留，血液黏稠，血流减慢，就会出现身体供血不足，引起缺血、缺氧，身体为了维持正常生理功能就不断升高血压来加大供血、供氧，从而导致高血压。

（4）抽烟饮酒、摄入浓茶咖啡：现代社会，年轻人为了舒缓情绪，减轻压力，或社交应酬，很多人都开始抽烟、饮酒，摄入大量浓茶、咖啡，造成神经功能紊乱，交感神经亢奋，血压升高。

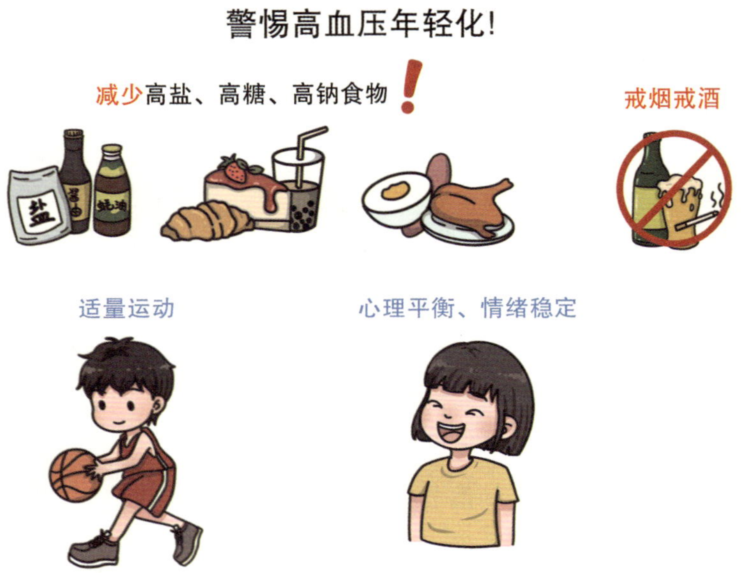

27.血压应控制在什么范围?

很多高血压患者都会问，自己的血压应该控制到什么水平，是不是越低越好，是不是只要小于 140/90 mmHg 就行。其实不然，对于不同年龄、不同风险、不同耐受程度的患者，降压的目标是不一样的，医生会根据大量的临床研究结果为高血压患者制定合理的降压目标。目前，医学界对不同人群的降压目标的规定如下：

（1）一般高血压患者：非高龄（18～65 岁人群）、没有高血压相关并发症（如糖尿病、慢性肾脏病、心力衰竭、冠心病、脑血管病等）的患者，应首先将血压控制在 140/90 mmHg 以下，如能耐受，建议进一步降低至 130/80 mmHg。

（2）老年人高血压：老年人高血压的特点是收缩压升高，收缩压与舒张压之间的差值大，血压波动幅度大，合并多种基础疾病（如冠心病、脑梗、糖尿病、心衰等)。目前,指南推荐 65～79 岁的普通老年人,当血压超过 150/90 mmHg 时,应该开始药物降压治疗,首先应将血压降至 150/90 mmHg 以下,如能耐受,可进一步降至 140/90 mmHg 以下;大于 80 岁的老年人,收缩压超过 160 mmHg 时可开始药物治疗,并应将血压降至 150/90 mmHg 以下。

(3)特殊患者:

1)妊娠合并高血压患者占孕妇的 5%～10%,70%的孕妇在怀孕期间出现高血压。目前,指南推荐孕妇在血压超过 150/100 mmHg 时开始药物降压,降压目标是低于 150/100 mmHg,同时应注意,避免血压低于 130/80 mmHg,以保证胎盘血流。

2)脑血管病患者:病情稳定的脑卒中患者的降压目标为低于 140/90 mmHg,急性缺血性脑卒中并准备溶栓者的降压目标为低于 180/110 mmHg。

3)冠心病患者的降压目标为低于 140/90 mmHg,如果能耐受,可降至 130/80 mmHg 以下,应注意舒张压不宜降得过低。

4)一般糖尿病患者的血压目标为低于 130/80 mmHg;老年或伴严重冠心病的糖尿病患者,宜采取更宽松的降压目标值(低于 140/90 mmHg)。

5)慢性肾脏病患者:无白蛋白尿者的降压目标为低于 140/90 mmHg,有白蛋白尿者的降压目标为低于 130/80 mmHg。

6)心力衰竭患者的降压目标为低于 130/80 mmHg。

28.什么是杓型高血压与非杓型高血压?

正常人的血压呈现明显的昼夜波动,血压一般在夜间处于最低谷,白天基本上处于相对较高水平。多数人在早晨 6～8 点和下午 4～6 点血压较高,下午 6 点以后血压呈缓慢下降趋势,这种血压的变化就像一把平稳放置在桌面上的勺子,被称为杓型高血压。人体出现这样的血压变化规律,主要是因为在夜间,随着交感神经紧张程度的下降,血压会逐渐降低,正常会比白天下降 10%～20%。而有些人夜间血压下降的程度不够,仍保持较高水平(对比白天血压下降程度小于 10%),这种血压就称为非杓型高血压(夜间血压偏高),可能是由于自主神经紊乱、长期熬夜,或动脉硬化等多种因素所致。高血压患者的血压昼夜波动规律也类似,但比正常人波幅大。

29.哪些情况容易导致血压不稳定?

血压除了有生理性的波动之外，还有一些环境因素或疾病会导致血压不稳定，如气温变化、疲劳、压力、熬夜、剧烈运动、大量摄入盐分、情绪大悲大喜等。血压波动过大有时还会引起严重的心脑血管事件，值得大家警惕。

导致血压不稳定的因素

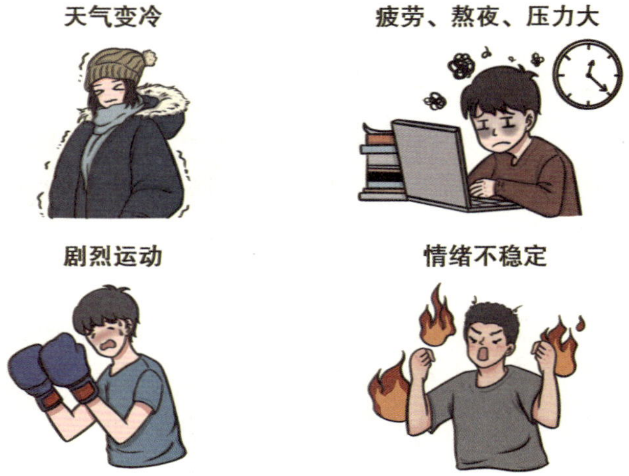

（王晔　施钰根）

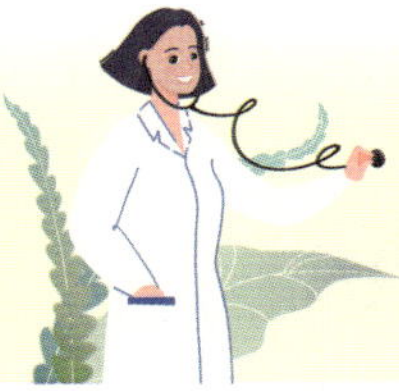

血压的测量

1.有哪些测量血压的方法?

医生测量(诊室血压)、动态血压、家庭自测血压这三种不同的测量方法在高血压诊断中均占有一席之地。目前,医学界推荐公众采用电子血压计自测血压。传统的水银柱血压计由于对检测者在声音判断方面的要求高,操作复杂,一般没有医学知识的人不易掌握,正被逐渐摒弃。

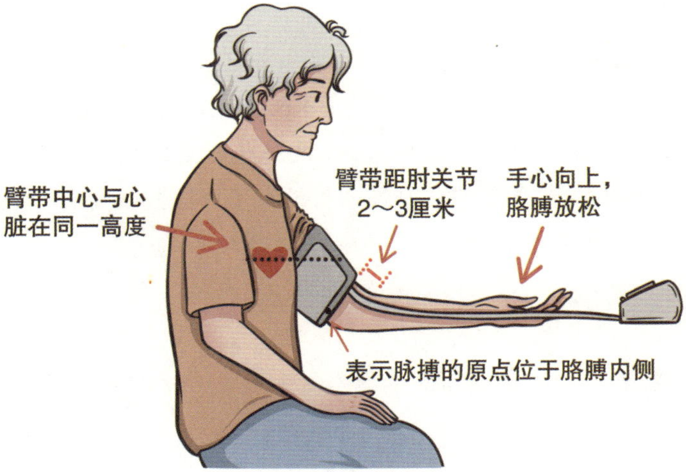

2.如何正确使用电子臂式血压计?

电子臂式血压计是医院、家庭常用的测量仪器。正确使用方法是血压计要与心脏在同一水平,受检者可以选择平卧位或者坐位。受检者上肢裸露伸直并轻度外展,肘部与心脏水平,将气袖均匀紧贴皮肤缠于上臂肘关节上两指,袖带松紧以恰能放进两个手指为宜,气袖中央位于肱动脉表面。电子血压计的敏感性比较高,情绪和体位的变化都会导致最终的测量数值不一样。因此,国内外的测血压指南都要求使用电子血压计测血压时应测量三次，每次间隔一分钟以上，取后两次测得的数值的平均值作为最后的血压读数，这样会相对准确一些。

3.什么时间测血压最好?

测量血压的最佳时间为早晨起床后的一个小时之内，而且要在晨起排尿之后、早餐之前和服药之前测血压，这是最标准的。如果是晚上测血压，则建议在晚上就寝前测量，建议每天测血压的时间固定在同一时间段，以便达到监测血压的目的。一般来说，血压的峰值是在上午 8～10 点，所以监测这个时间段的血压最具有临床意义。但是有一些高血压患者血压的峰值会发生改变，可能出现在下午或者夜间。因此，测量血压的最佳时间没有统一的标准，应该根据每一个患者的血压情况来进行判定。如果条件允许，可以一天进行两次甚至三次血压测量，从而更好地了解全天的血压波动，以及降压药物的治疗效果。

4.为什么压差会变大呢?

压差，也就是脉压，正常范围为 20～40 mmHg，多为 30～40 mmHg。压差增大是指收缩压减去舒张压的差值大于 60 mmHg。常见引起压差增大的原因有老年人血管广泛动脉硬化失去弹性，以及一些显著的疾病，如主动脉瓣关闭不全、甲状腺功能亢进、严重的贫血等。若没有不舒服的症状，一般也不需要进行特殊治疗，定期观察血压就可以了。

5.为什么压差会变小?

高血压患者压差小，即高压和低压差值小于 20 mmHg，多见于中青年高血压患者。压差小发生的原因有：

(1)外周血管阻力增大：心脏在舒张期血液从主动脉流向外周，如果外周血管阻力增大，将会有更多的血液留在主动脉内，从而引起舒张压增高，如果收缩压变化不大，就会导致压差变小。

(2)心率增快：心率增快带来的直接结果就是心脏的平均收缩时间延长，平均舒张时间相对缩短，这样在相同的时间内心脏就容易把更多的血液射到主动脉，主动脉的血液量增多，引起舒张压升高，血压压差变小。

(3)大量心包积液：大量心包积液时，由于心脏的充盈量受限，心脏射到主动脉的血量就会减少，从而引起收缩压降低，舒张压变化不大，导致血压压差变小。

6.饮酒之后再测血压准确吗?

饮酒后测量血压是不准确的。饮酒对血压的影响体现在多方面,大部分高血压患者饮酒以后,特别是在饮酒后四小时内,血压可能会降低。这主要是与饮酒后外周血管扩张、血管阻力下降,导致血压一过性、短暂性降低有关。而且由于酒精以及它的代谢产物可以很快激活交感神经系统,增加胰岛素抵抗、抑制血管舒张物质的合成,还会出现血压反跳性升高的情况。

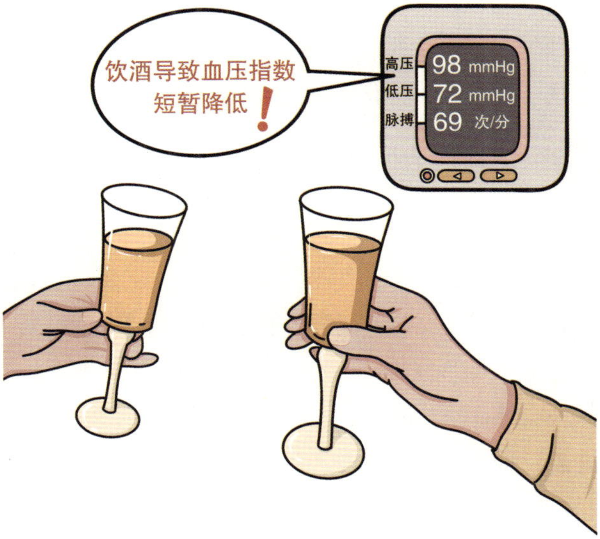

7.为什么两侧肢体测量的血压会有差别?

其实正常人双上肢的血压并不是完全一样的,但一般情况下双上肢的血压相差不超过 10 mmHg。由于左右肱动脉来源不同,右侧肱动脉来源于更为粗大的头臂干血管,左侧肱动脉则来源于左侧锁骨下动脉,所以管腔相对更细。另外,这也与多数人右利手优势相关。因此,通常右侧血压较左侧高,在一定范围内属于生理现象。建议首次测量血压时应测量双侧血压,明确两侧血压的具体数值,以较高侧作为后续测血压的主要部位。

8.为什么两侧肢体血压差别太大说明血管可能存在堵塞?

世界顶级的医学杂志《柳叶刀》发表的一项汇总分析显示,如果双上肢血压收缩压差值超过 15 mmHg,可能提示患者有无症状性外周血管疾病,如锁骨下动脉狭窄。如果测量血压时发现两侧收缩压差值过大，甚至大于20 mmHg，则属于异常现象，需要警惕以下几种疾病：

（1）主动脉夹层，是常见的急危重症疾病之一，表现为突然出现的剧烈的撕裂样的前胸及后背部疼痛感，疼痛通常难以忍受，是威胁生命安全且死亡率极高的疾病，应立即就医。

（2）血压较低一侧的动脉病变，包括锁骨下动脉、肱动脉等，主要见于大动脉炎、动脉粥样硬化导致腔管狭窄，由于局部管腔狭窄，导致远端血液流不过去。就好比家里的水管，有异物堵塞的一部分管道，就会导致下游的出水速度变慢、水压变低。对这种情况，需要进一步通过血管造影进行确诊，然后可能需要通过放置支架等方法予以治疗，以恢复正常的血流供应，避免动脉血管狭窄加重。

9.为什么有时需要测量四肢血压？

测量血压一般是指上臂血压，首次诊断高血压还应该测量双侧上臂的血压。不过，临床上医生有时候不仅要测量上肢血压，还要一起测量下肢血压，合称为四肢血压。正常情况下，人体四肢的血压有一定的规律：一般来说，右侧上臂血压比左侧上臂血压高 5～10 mmHg，左右下肢血压基本一致，下肢的收缩压比上肢高 20～40 mmHg。但是，如果上肢或者下肢某条血管发生堵塞，上述差别就变大了。通过同步测量四肢血压，除了可以分别得到代表上肢的上臂血压值、代表下肢的踝部血压值之外，还可以通过计算获得两臂间血压差、两踝间血压差和踝臂指数等指标，这些参数可以帮助临床诊断和预测心血管风险。

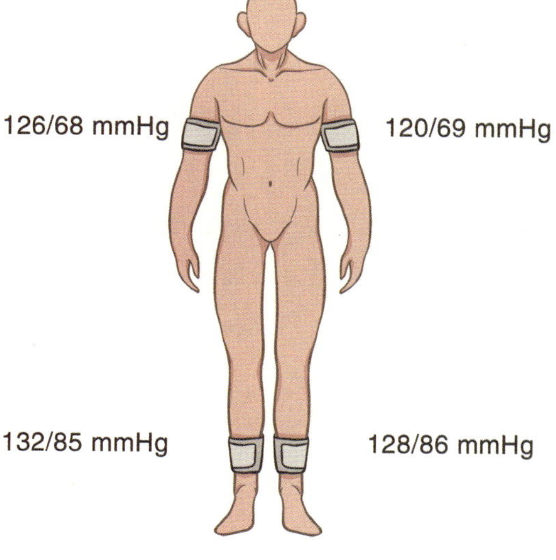

10.房颤患者如何测量血压?

房颤患者脉搏不规律,快慢强弱不一,心脏每搏间血压存在差异,测量血压的准确性会受到影响。为房颤患者测量血压时,应当连续测量3次,每次间隔1分钟,并使用3个读数的平均值作为参考值,这种方法可提高测血压的准确性。示波法动态血压监测可用于房颤患者的血压监测。目前,多数动态血压监测使用示波法。心率已经控制住的房颤患者,家庭血压监测应优先选择自动血压计,但在心率未被控制的快速房颤患者中,自动血压计可能会不准确(尚存争议)。在老年高血压患者中,自动家庭血压监测有助于早期检出无症状房颤。

11.什么是清晨高血压?

清晨血压是指清晨醒后1小时内、服药前、早餐前的家庭血压测量结果,或动态血压记录的起床后2小时或早晨6~10点间的血压。清晨血压水平最高,血压变动最大,与心脑血管病最密切相关,可往往清晨降压药浓度最低,是高血压患者的危险时间段。清晨高血压的诊断标准如下:

(1)起床1小时内,在服药前、早饭前、排尿后、坐位状态下,家庭自测血压高于135/85 mmHg。

(2)起床2小时内或6~10点家庭自测血压平均值大于或等于135/85 mmHg。

(3)6~10点诊室测量血压平均值大于或等于140/90 mmHg。

12.为什么清晨血压升高会对心脑血管有危害?

首先,高血压引起心脑血管病,主要是通过加速脑动脉以及冠状动脉的硬化引起的,由于长期的高血压可致小动脉管壁发生病变,管腔狭窄,内膜增厚,当冠状动脉、脑血管管腔进一步狭窄或闭塞时,可以使心肌组织、脑组织缺血、缺氧而发生心肌梗死、脑血栓。而清晨血压波动幅度大,可加快动脉粥样硬化的进展,甚至短期内造成动脉硬化斑块不稳定、破裂,导致急性血栓形成,从而发生心、脑组织缺血、梗死,引发严重临床事件。因此,对清晨高血压要严加防范。

13.为什么高血压患者需要行24小时动态血压检查?

动态血压监测是高血压诊断中的一种新型检测方法,不仅能够测量患者日常生活中的血压,而且还能够在睡眠中进行测量,从而使检测的准确性提高,能够更完整地显示所有时间段的血压情况,可以弥补诊室测量血压的局限性,使医生更全面地了解高血压患者 24 小时的血压变化和用药后血压控制情况,查找有没有清晨高血压、隐匿性高血压,了解血压的昼夜节律,在高血压诊断和治疗观察方面更有优势。

14.为什么 24 小时内的血压会一直变化?

正常人的血压呈明显的昼夜波动性,通常呈“两峰一谷”的波动趋势。血压第一个高峰出现在上午 6～10 点,第二个血压高峰出现在下午 4～8 点,夜间的血压通常是处于下降状态的,也是一天中最低的时候,叫作血压的波谷,下图为正常人的血压曲线。

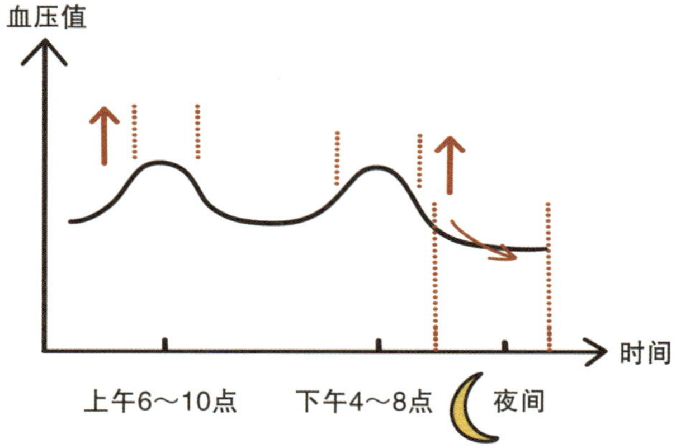

血压之所以出现“两峰一谷”,与人体的生物钟有关:心脏由交感神经和副交感神经共同支配,早晨起床后交感神经兴奋,人体的糖皮质激素及肾上腺素分泌达到高峰,迅速把身体的兴奋性调动起来,此时形成第一个高峰;之后血压会保持在一个相对较高的状态;下午气温较上午更高,或者人体活动等原因亦可导致交感神经兴奋,血压会再次升高,达到一个较高峰值;夜间人体处于安静休息的状态,副交感神经兴奋的作用占主导地位,会造成心率减慢,心肌收缩力减弱、传导减慢,血压会逐渐降低,一般会比白天下降 10%～20%。

15.可以信赖可穿戴式血压测量设备吗?

在数字化时代,大量可穿戴式血压测量设备应运而生,如 PPG 血压测量设备(如智能手表、智能手机)、新式腕部袖带式示波设备、手腕微气囊智能终端手表等。这些设备采用了多种不同的方法和技术来监测血压,其中一些已经通过了权威认证。无袖带可穿戴血压测量设备最突出的优点是可以频繁测量血压,且对患者干扰小，同时在诊断准确性方面也得到了很大改善。但是，佩戴智能终端手表后，虽可以实时测量血压（包括运动、活动和激动时的测量），但此时属于不规范的血压测量体位、姿势和时间，不能作为高血压的规范血压测量标准。

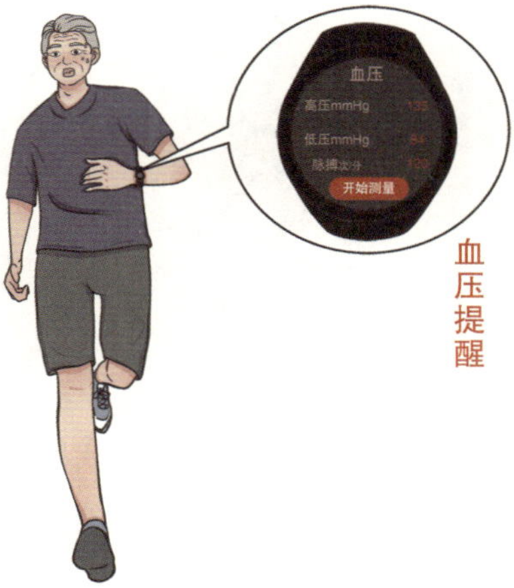

血压提醒

高血压的数字化管理和可穿戴血压监测设备被认为是未来趋势，可靠、简单且价格合理的无袖带血压测量设备可以在早期诊断高血压，还将显著提高远程监测在高血压管理中的应用。

16.什么是测量血压的“五要”和“七不要”？

“五要”：①测量前安静休息至少五分钟；②推荐使用经过校正的上臂式电子血压计；③两臂都要测量，以数值较高的一侧为准；④相隔一分钟以上后重复测量三次，取后两次的平均值作为血压值；⑤测量血压时要同时测脉搏，控制血压也要控制心率。

“七不要”：①测量时不要说话；②不要跷二郎腿；③不要在寒冷的环境下测量；④上臂的位置不要太高，也不要太低，应与心脏处于同一水平；⑤若为水银血压计放气，则不要太快；⑥后背、前臂要有支撑，不能悬空；⑦测量时不要憋尿，不要激动，不要紧张。

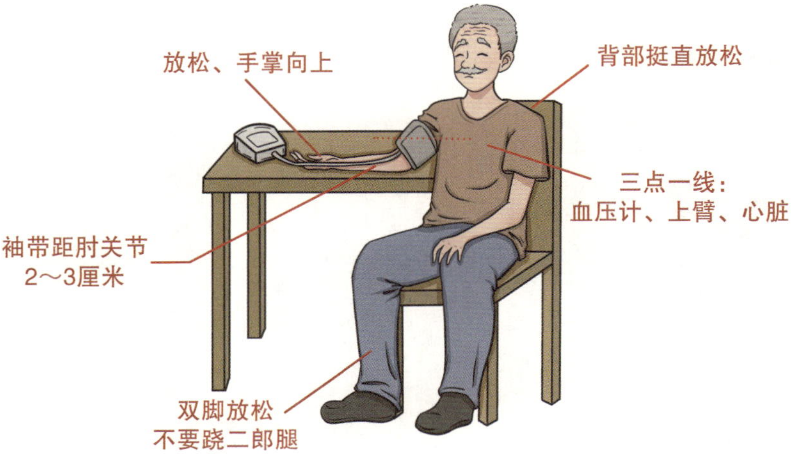

（李勇　张玲丽　朱宪伟　陈晓丽　朱秀娟）

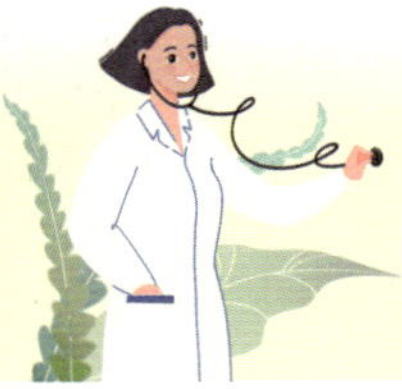

日常生活中的血压变化

1.为什么吃盐多容易引起血压升高?

食盐的主要成分是氯化钠,是人赖以生存的重要物质,也被称为“生命之盐”。常言道:“无盐无滋味,咸能生百味。”但是盐吃得太多,会导致血压升高。身体在正常生理状态下每日通过尿液、汗液等向外排出的钠盐是有限的,因此食用过多的盐就会使多余的钠离子潴留在身体血管内。同时,吃得过咸会引起口渴,进一步导致饮水过多,水分潴留在血管内,使得血管内的液体量(即血容量)增加。人体是可以自我调节的,这样一来就稀释了血液内的高钠浓度,但血管内的容量扩大,加大了对血管壁的压力,即升高了血压。这就类似于水管里流经大量液体时,水流湍急,对水管壁产生的压力自然就会增大。有研究显示,每天钠摄入量每增加 0.23 克(即 0.585 克食盐),收缩压就会增加 0.9 mmHg,舒张压则会增加 0.45 mmHg。血压长期升高会加重心脏和肾脏负担,导致血钠过多,水分的排出进一步受阻,形成恶性循环。因此,限盐已成为防控高血压的重要措施。目前,世界卫生组织(WHO)、中华医学会要求民众每日食盐摄入量控制在 5～6 克。建议在烹调时尽可能使用定量盐勺,以起到定量控制盐分摄入的作用。

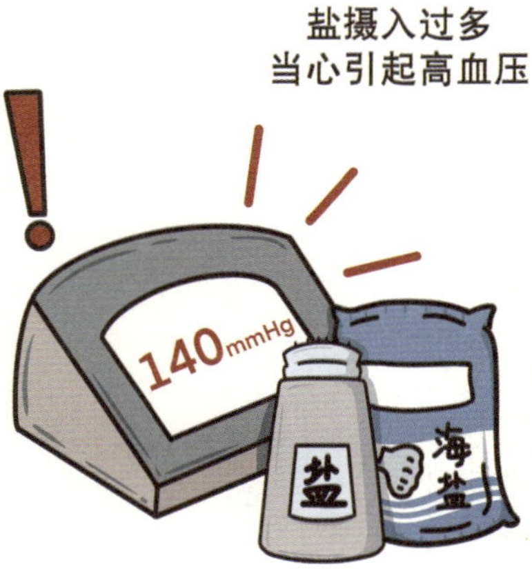

2.为什么日常限盐不仅仅是要减少食用盐的摄入量?

我们从日常饮食中摄入盐分的四分之三来自家庭烹饪用盐,其次为高盐调味品、加工食品中的钠盐。很多食品外包装标明的“含钠量”就是我们所说的

“隐形盐”。另外，其他调味品如酱油、味精、鸡精、蚝油等，含钠量也较多。因此，在日常饮食中，除了要重视烹饪时加了多少食用盐之外，也需多关注炒菜时其他调味品的使用量。若烹调时已加入较多食盐，则需适当减少其他调味品的用量。同时，我们也要多留意食品外包装上的营养成分表，尤其要关注钠的含量。

3.盐敏感性高血压患者有哪些特点?

盐敏感性高血压是高血压的一种特殊类型，它的确诊需要专业医生通过盐负荷试验综合评估。顾名思义，这类患者的血压会在长期摄入高盐饮食后出现大幅度上升，而限制食盐摄入或者服用利尿类药物后，其血压则可显著下降。除此之外，盐敏感性高血压患者还有如下特点：

(1)健康人群，白天的血压会比夜晚高，而盐敏感性高血压患者夜间血压下降不明显，甚至高于白天，且短时间内血压波动幅度要比非盐敏感性高血压患者大。

(2)盐敏感性高血压患者的降压治疗困难程度更大，且器官损害进展更快，程度也更重。

(3)盐敏感性高血压患者常常伴发高脂血症、糖尿病。据统计，我国北方盐敏感性高血压患者在血压正常人群中检出率为28.57%，在高血压人群中高达58.00%。

4.为什么高血压患者要增加含钾盐的摄入?

食用盐里为什么要加钾？实际上这里面有一个概念，我们所说的盐就是氯化钠，那么钾盐是怎么回事？是不是里面不是氯化钠？其实它主要成分也是氯化钠，只是在氯化钠里面加了一定量的氯化钾。钾也是人体必需的矿物质，钾与钠一起配合才能保持细胞的渗透压稳定。钾可以促进钠盐排泄，血钾高时会增加动脉血管壁平滑肌内的钾浓度，起到松弛血管、降低血压的作用。钠与钾的排泄都依靠肾脏，当人体对钾相对缺乏时，肾脏对钠的排出也会受到限制，通过肾脏重吸收进入血的钠含量随之增加，血钠的增加进一步导致血管内液体容量增多，造成血压升高。反之，如果有充足的钾摄入，便可以帮助肾脏排出过多的钠，血压相对就会变平稳。钠、钾平衡(1∶1)是最好的，但现实是，在我国日常饮食中，钠钾比例为(4～5)∶1，甚至更加失衡。因此，国家建议要在普通盐里面加一定量的钾，但肾功能不好的患者吃含钾盐之前应咨询医生。

5.除了含钾盐，还有哪些食物可以补充钾?

与高钠食物对血压有害相比，高钾食物的摄入对心血管健康有益。根据多项研究的结果，WHO 建议成年人每天至少摄入 3.5 克钾。肾功能良好的高血压患者可以考虑选择高钾低钠盐，但我们并不建议以此方式降压，因为短时间内摄入大量钾盐有导致高钾血症的风险，而从食物中补钾是安全的。含钾高的食物包括蔬菜、水果、坚果、豆类、乳制品和鱼类。含钾高的蔬菜包括甜菜叶、香菇、毛豆、土豆、南瓜，含钾高的水果包括牛油果、菠萝蜜、榴莲、芭蕉、香蕉等，含钾高的坚果有开心果、南瓜籽、巴旦木、花生等，含钾高的常见谷物有藜麦、荞麦、燕麦等，豆类普遍含钾量高。例如，100 克甜菜叶含钾 547 毫克，100 克菠萝蜜含钾 448 毫克，100 克开心果含钾 1020 毫克，100 克藜麦含钾 563 毫克，154 克熟鲑鱼含钾 780 毫克。

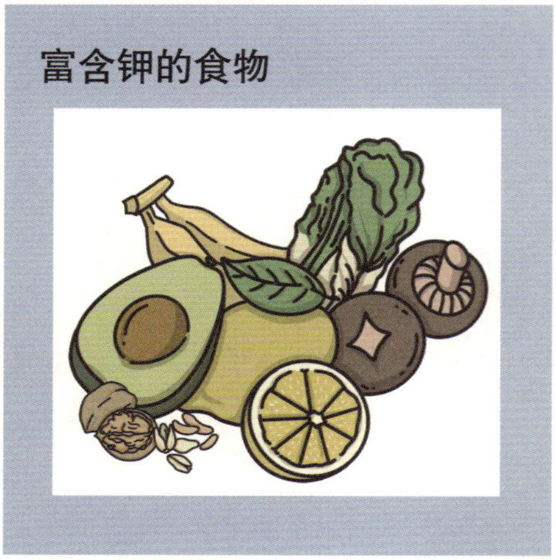

6.为什么地中海饮食可以控制血压?

蔚蓝色的海岸、白色的沙滩、白色的漂亮房子是人们对地中海地区的美好印象。地中海饮食也是被营养学家和心血管病专家青睐和推荐的一种饮食模式。地中海饮食以应季、新鲜、健康植物食品为基础，包括蔬菜、水果、五谷杂粮、豆类、坚果，每周适量摄入低脂或脱脂奶制品、鸡蛋、鱼或禽类等低脂高蛋白的白肉类食品，尽量少食用加工类食品（如糕点、蜜饯、腌制肉等），进餐时可搭配少量红酒。

地中海饮食模式中的主要食物都是富含膳食纤维的，能加快人体新陈代谢，帮助降低血糖、血脂，辅助控制血压；烹饪用油以不饱和脂肪酸的橄榄油为主，同时食用富含多不饱和脂肪酸的深海鱼类，均有助于清除血管中的“垃圾”，降低发生动脉粥样硬化的风险。其他方面，坚果、蔬菜、水果可以帮助人体补充钾、镁等微量元素，奶制品帮助补充钙等常量元素，肉类帮助补充铁、锌等微量元素，这些人体所需的元素也有辅助控制血压的作用。例如，镁元素有助于改善血管弹性、扩张血管，钙元素可通过促进钠的排出发挥降压作用，锌元素通过人体肾素-血管紧张素系统及免疫调节功能参与扩张血管、控制血压，锌元素还可以通过改善血脂代谢间接影响血压。

7.为什么得舒饮食（DASH 饮食）可以降低血压？

得舒饮食音译自“DASH”，是美国营养学家提出的针对高血压防治的饮食方式，目前广泛用于预防和控制高血压。DASH 饮食的基本原则是多吃全谷食物、蔬菜和水果，适度吃鱼类/家禽等瘦肉、豆制品、坚果和植物油，以水果代替含糖饮料、糖果，拒绝饭后甜点，不吃脂肪含量高的食物（如全脂乳品），限制食盐摄入量。DASH 饮食组成可包括每日 6～8 份的五谷根茎类（1 片面包为 1 份）、4～5 份蔬菜类（1 碗新鲜绿叶蔬菜为 1 份）、4～5 份水果类（1 个中等大小水果为 1 份）、2～3 份低脂或脱脂乳制品（1 杯牛奶为 1 份）、瘦肉类和鱼不超过 6 份（1 个鸡蛋为 1 份）、2～3 份植物油（1 勺植物油为 1 份），每周 4～5 份坚果类（1/3碗坚果为 1 份），糖果和添加糖每周少于 5 份（1 勺糖为 1 份）。与地中海饮食模式类似，DASH 饮食包含丰富的膳食纤维、不饱和脂肪酸，以及钾、镁、钙等人体必需元素，研究表明仅饮食干预就能将收缩压降低 6.37 mmHg，作为预防及控制高血压的有效手段，DASH 饮食值得被重视并推广。

8.为什么高血压患者应适当多吃粗粮？

我国一项慢性病的前瞻性研究分析表明，多吃粗粮有助于高血压患者降压。对没有高血压的人，则可预防高血压，尤其是对超过 40 岁的男士好处尤为明显。粗粮中含丰富的膳食纤维、维生素、无机盐，能够帮助抑制血管收缩、降低血脂，从而降低血压、防止动脉硬化。另外研究还发现，每周吃粗粮的次数越多，得高血压的可能性越低。与基本不吃粗粮者相比，每天、每周 4～6 天、每周 1～3 天、每月吃粗粮的人患高血压的风险分别降低 22%、16%、9%、3%。可见不管有没有高血压，人人都应适当多吃粗粮。一般成年人每天吃 50～150 克全谷物和杂豆类的粗粮比较合适。国家卫生健康委员会发布的《成人高血压食养指南（2023 年版）》也明确建议，每天应摄入适量的谷类、薯类，其中全谷物或杂豆占谷类的 1/4～1/2。

9.得了高血压后还能吃肉吗？

虽然我们常说肉类胆固醇高，对血压的控制有不良影响，但少吃不是不吃，长时间不吃肉会使身体缺乏铁元素，引起缺铁性贫血，还会影响某些脂溶性维生素的吸收，增加呼吸道感染的机会，也容易出现骨质疏松。那高血压患者适合吃哪些肉类呢？首先，患者可适当食用一些鱼肉，鱼肉的脂肪含量比较低，且含有矿物质元素，可对心脑血管起到保护作用；其次，患者可适当食用瘦牛肉，瘦牛肉含有优质蛋白和锌元素，能帮助控制血压；还可以适当食用一些鸡肉，鸡肉富含维生素 B_6 和镁元素，可帮助松弛血管，降低血压。此外，虾肉、鸭肉等也可适当摄取，其富含钾元素、蛋白质、维生素，对降低血压大有裨益。那么，吃肉时应该注意什么呢？首先是量的要求，建议每人每天摄入量应该控制在 100 克左右，根据个人情况适当增减；然后是烹调方法，避免油炸肉类或者爆炒时加入过多食用油；尽量减少食用加工肉类，因为这类食物含盐较多，包括咸肉、香肠、腊肉等。

10.为什么吃糖太多容易引发高血压？

糖分也是导致高血压发生发展的重要诱因，长期食用糖类会引起人体的糖分代谢系统发生紊乱，促进动脉粥样硬化的发生发展，这使得血液在血管中流动的顺畅度受到影响，对血管壁的冲击力可能随之增大，即出现血压升高。除此之外，身体利用不了吃进去的这么多糖，部分糖分就会转化成脂肪储存在身体里，直接导致肥胖、高血脂等问题，这些问题又会间接影响血压。同时，人体摄入过多的果糖（糖的一种类型）会导致尿酸升高，高尿酸会间接引起血管在该放松时得不到放松，血压自然而然就会升高。还有一个原因是体内糖过多，代谢糖分的胰岛素水平也会相应升高，过多的胰岛素会兴奋人体交感神经，收缩血管，使血压升高。

11.为什么高血压患者要警惕糖分摄入？

《中国居民膳食指南》建议，无论是否有高血压，成人每日摄入添加糖不应超过 50 克，最好不超过 25 克。需要注意的是，不是只有吃糖和甜食才叫摄入糖分，像各种点心、含糖饮料等，尤其是人工加入食品中的糖类（如白砂糖、绵白糖、冰糖和红糖），它们都是纯能量食物，不含其他营养成分，所以更不提倡多食用。有数据表明，每天多喝一罐饮料会让收缩压升高 1.6 mmHg、舒张压升高 0.8 mmHg。只要连续两个月高糖饮食，就可以让收缩压升高7.6 mmHg、舒张压升高 6.1 mmHg。因此，对于高血压患者，更要严格控制糖分摄入。日常生活中，高血压患者要注意尽量少喝甚至不喝含糖饮料，可以用水果代替甜食，但也不要一次性食用过多，尤其是有些人钟爱将水果榨成果汁，这样很容易因其口感好却忽略了量而一次性饮用过多。另外，购买食品时要养成看食品营养成分表的好习惯，把糖分的摄入控制在合理范围内，从饮食上把控血压。

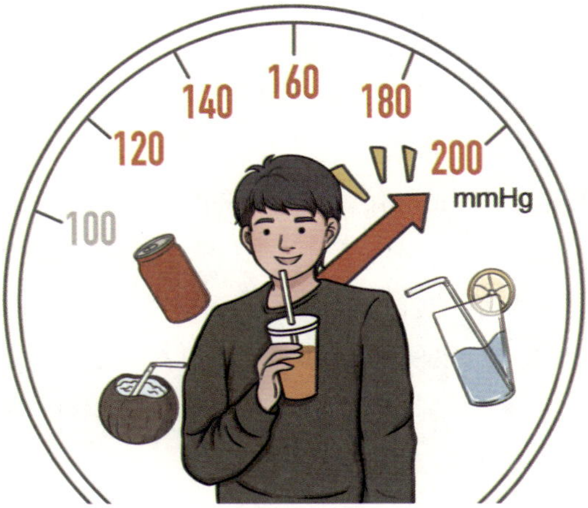

12.高血压患者为什么要注意避免便秘?

便秘时用力对普通人来说可能没什么，但对于高血压患者来说是非常危险的，尤其是近期血压控制不理想的患者。人在排便时腹部猛然用力，会导致腹部压力升高，兴奋神经，进一步升高血压，加重心脏及脑血管负担，就如同一枚定时炸弹，导致心脑血管急性事件发生，危及生命。那如何防治便秘呢？如果已经出现便秘，可以食用易消化的食物，如米粥、面条；平时可以多吃富含膳食纤维的食物，膳食纤维有助于软化粪便，促进排泄。另外，便秘患者也可多吃全谷物、绿叶蔬菜、水果、豆类，如把杂粮熬粥或打成五谷豆浆，既摄入了充足的膳食纤维，又增加了水分的摄取，有益于防治便秘。当然，若为肠道肿瘤、肠梗阻等病变引起的便秘，应及时就医解决病因。除了饮食，还应养成良好的排便习惯。排便尽量安排在早餐后，此时肠蠕动较为活跃，利于排便。

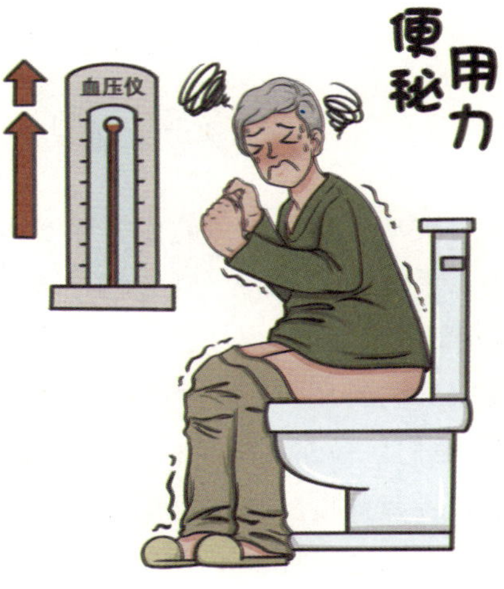

13.为什么吸烟容易引发高血压?

吸烟有害健康已经成为共识,其中包括影响血压。香烟中含有的有毒成分尼古丁能够刺激人体的交感神经,交感神经的作用之一就是导致血管收缩、心跳加快,进而引起血压升高。因此,长期吸烟势必导致血管频繁收缩,发生高血压的概率自然明显高于非吸烟者。对于中老年人来说,与不吸烟者相比,吸烟者的收缩压平均升高 1.81 mmHg,舒张压平均升高 0.85 mmHg。除此之外,烟草中的有毒成分如尼古丁、焦油等还会损伤血管壁,增加发生动脉粥样硬化的概率,导致心脑血管疾病的发生。对于高血压患者来说,长期吸烟还会降低人体对降压药物的敏感性,致使降压药物效果打折,血压变得越来越难以控制,进而加重心脏、肾脏的负担,造成严重的身体损伤。因此,为了控制血压,守护心脑血管健康,应当尽早戒烟。

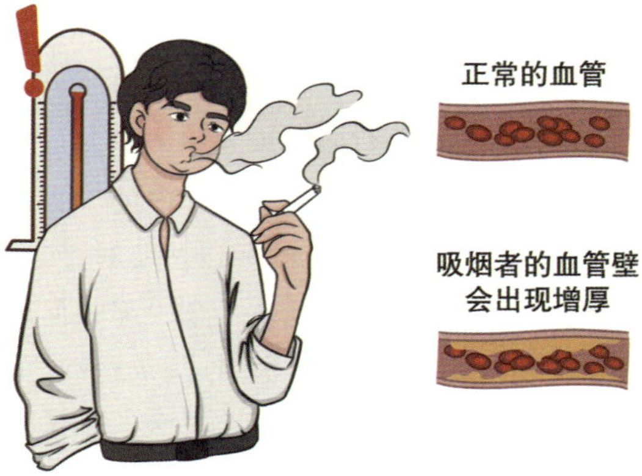

14.为什么吸入二手烟也会影响血压?

被动吸烟对人体的危害并不比主动吸烟小,甚至对人体的危害更大。当吸入二手烟后,有毒成分尼古丁可以引起血管收缩、心率增快,引起血压升高并加重心脏负担,增加心血管疾病发病风险。一项由国家卫生健康委员会等多部门发起的调研显示,若一个家庭中有家庭成员吸烟,即使其他家庭成员不主动吸烟,他们患高血压的风险也会明显增加。而且主动吸烟者的吸烟量越大,被动吸烟者与其接触时间越长,被动吸烟者成为高血压患者的风险就越高,就算抱有侥幸心理只接触了少量的二手烟,依然有影响血压的风险。研究数据表明,在家或工作中成为被动吸烟者会增加 13%的患高血压风险。长时间在工作中或家中被迫吸二手烟的人,其患高血压的风险较非吸烟者增加 17%左右,而且这种影响是没有性别差异的。

15.为什么经常失眠容易引发高血压?

在中国,有38.2%的成年人处于长期失眠状态,而在失眠人群中,有将近半数人患有高血压。有研究数据指出,每日睡眠时间少于6小时的人,其患高血压的概率是睡眠充足的健康人群的3倍。长期失眠人群的身体处于生理性高觉醒状态,该在晚上"休息"的交感神经在晚上仍处于过度兴奋状态,导致心率加快、血管收缩,引起血压升高。同时,长期失眠会出现焦虑、抑郁等情绪障碍,也会影响激素分泌,神经内分泌系统失调使原本升高的血压进一步升高,大大增加了心脑血管意外的发生风险。

16.高血压患者为什么更容易失眠?

研究表明,高血压患者中,半数以上存在睡眠障碍,睡眠时长过短(24小时睡眠总时长小于6小时),即使总睡眠时长充足,但睡眠质量明显下降(夜间睡眠时至少两次无缘由醒来)。长期失眠会使白天精力不足,影响正常工作和生活,更会使高血压患者的血压控制变得更加困难。高血压患者更易失眠的主要原因有以下几点:

(1)大多数高血压患者的交感神经在夜间仍处于兴奋状态,时常出现头晕、头痛、心慌等症状,不舒服的感觉会影响睡眠质量。

(2)部分高血压患者因对疾病的担心或对长期服用降压药物不良反应的忧虑等情绪而产生较大的心理负担,从而加重失眠。

(3)某些降压药物本身可能会影响睡眠过程的顺利进行。

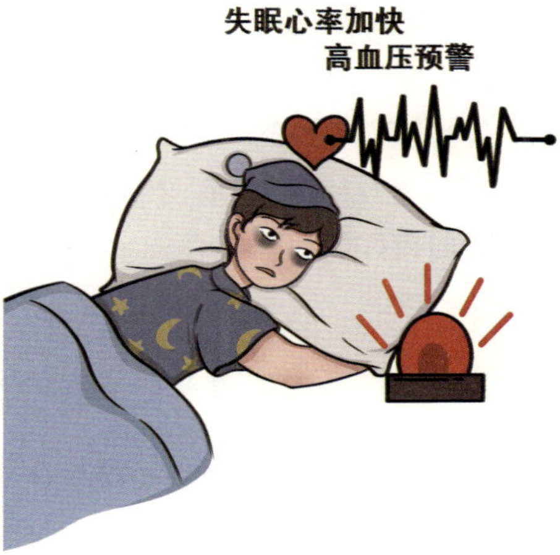

(4)多年高血压患者因为肾脏结构的改变从而影响肾脏功能,可能会出现夜尿多的情况,频繁如厕势必会影响睡眠进程。另外,高血压患者对睡眠环境的要求较非高血压人群高,频繁更换睡眠场所或睡眠环境比较杂乱等原因也会部分影响睡眠。只要出现失眠,我们的血压就会产生波动,而长期失眠势必会加快高血压的发展,也会导致控制高血压的效果大打折扣。因此,对于高血压患者而言，良好的睡眠状况对于稳定血压至关重要。

17.高血压患者应如何改善睡眠质量?

可以通过建立健康的生活方式和使用助眠药物来改善睡眠质量。首先，患者要有一个良好而规律的睡眠习惯，如在晚上 11 点到早上 7 点，保证自己有 7～8 个小时的睡眠时间，长期坚持，形成固定的生物钟，有助于睡眠。睡前远离电子设备，睡觉前至少半小时尽可能不要看手机、电脑等电子设备，睡前刷小视频、聊天等活动会兴奋大脑神经，影响睡眠过程的顺利进行。每天在固定时间进行有氧运动也有助于舒展身体，但睡前 2 小时最好不要进行剧烈运动。多吃富含纤维素的蔬菜、水果及谷物，睡前不要饮用含有咖啡因的奶茶、浓茶、咖啡，晚饭也不要吃得太晚或过饱。睡前放松情绪，不要思考太多事情，这样人体会比较容易切换到睡眠状态，可以随意做些什么，使心理上做好睡眠的准备。但如果我们通过改善生活方式仍无法有效解决睡眠障碍，就不得不考虑服用一些助睡眠的药物，不过一定要在医生的指导下合理使用。

18.为什么晚睡晚起会影响血压?

有些人觉得作息规律且睡眠时长充足就是健康的睡眠，看似晚睡晚起符合这两大要求，但实际上晚睡晚起还是会对血压产生不良影响。人体是很奇妙的，人体内的很多细胞都有自己的生物钟，它们会根据光照变化安排自己每天的作息，如褪黑素只有在弱光环境下才会开始大量分泌。一般来说，晚上 9 点以后，褪黑素分泌就开始增加，在睡眠时长均为 8 小时的情况下，早睡早起明显更符合人体的生物节律，而晚睡晚起却可能破坏这种正常的节律，引起神经内分泌系统的紊乱，导致血压波动。而且在大部分情况下，晚睡晚起的人比早睡早起者的睡眠质量差，白天更容易感觉疲倦。还有研究显示，经常晚睡的人可能更容易抑郁。因此，情绪问题加上内分泌系统的紊乱导致了血压的不稳定。对此，专家建议大家应该在晚上 10 点到 11 点睡觉，最晚不要超过晚上 12 点，睡眠时间最好能维持在 7～8 个小时。另外，熬夜再补觉是不可取的，尤其是对高血压患者。

19.为什么睡得过多也会影响血压?

我国一项对中国西南地区居民的生活调查发现，睡眠时间过长也会导致高血压的发生。分析指出，当一个人每天睡眠时间大于 9 小时，其患高血压的风险增加17%。女性比男性更易受影响，收缩压比舒张压更易波动。睡眠时间过长导致高血压的具体机制尚不完全清晰，可能与体力活动相对减少、睡眠障碍（如睡眠呼吸暂停等）时间延长或睡眠质量更差等有一定关系。另外，有研究指出，频繁午睡（一周午睡超过3次或午睡时间过长）可能增加中老年人高血压、卒中等疾病的发生风险。令人震惊的是，频繁午睡者比从不午睡的人发生高血压的风险高出12%。除睡眠次数过多或时间过长外，午睡频率经常发生变化，比如从不午睡到偶尔午睡，或从有时午睡到经常午睡，高血压患病的风险也会增加40%，产生这种现象的具体机制还不明确，遗传因素可能是原因之一。专家建议，夜晚睡眠时间充足（保证睡眠时长超过7小时）的中年人，每天午睡有效睡眠时间在15～30分钟即可，这样既有利于保持下午的清醒，又能够降低心脑血管疾病发生的风险。

20.为什么尿酸高的人更易患高血压？

随着生活水平的提高，人们餐桌上的食物种类变得多种多样，我国高尿酸患者人数逐年增加。影响人们健康的慢性病，已经从以前的“三高”变为现在的“四高”，即高血压、高血糖、高血脂、高尿酸。研究表明，单纯“尿酸高”就能导致高血压的发生。具体机制就是高尿酸一方面可以导致血管收缩，另一方面使舒张血管的一氧化氮产生减少，两方面协同作用最终引起血压升高。同时，尿酸还会加剧体内的炎症反应，损害血管壁的完整性，增加动脉粥样硬化的风险。研究数据指出，血尿酸水平每增加1 mg/dL，发生高血压的危险会增加23%，因此高尿酸的人更容易得高血压。

21.高血压合并高尿酸者应该如何饮食？

高尿酸患者除了要在医生指导下服用降尿酸药物外，也要适当调整饮食。首先，患者要尽量减少高嘌呤食物的摄入（嘌呤的代谢产物即为尿酸），包括动物内脏如肝、脑、肠等，海鲜如海鱼、贝壳类、虾蟹、紫菜等，肉汤和肉汁尤其是久煮的“老汤”，豆制品如豆浆、豆腐等；菠菜中富含的草酸会影响尿酸排泄，也应少吃。其次，患者要避免饮酒和摄入酒精饮料，因为大部分酒精制品属于高嘌呤饮品，大量饮用会导致高尿酸。除此之外，还需要关注果糖的摄入量，因为果糖在人体中分解时会直接产生尿酸，同时它还会减少尿酸通过肾脏排出，进一步加重人体高尿酸。对高尿酸患者来说，每天饮水量在2000毫升以上能有效降低尿液中尿酸浓度和尿酸性肾结石形成的风险。除饮食外，还应积极调整其他生活方式，包括避免剧烈活动或突然受凉，控制体重，规律作息，适当运动。

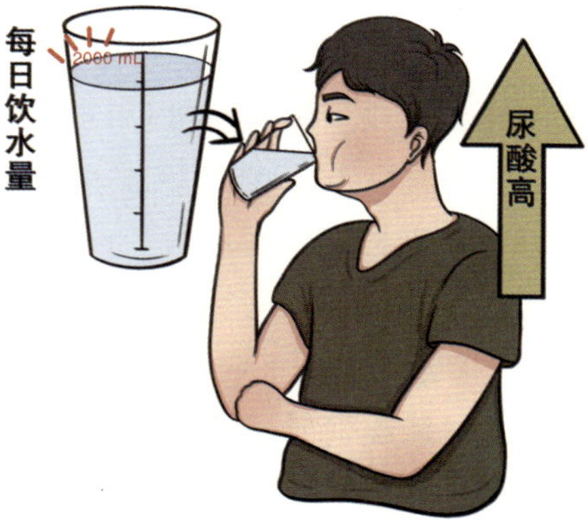

22.为什么运动可以降低血压？

运动可以强身健体、增强体魄，在一定程度上，运动还有助于高血压患者改善血压。通过运动改善高血压并不是无稽之谈，其背后存在着充分的科学原理，主要包括以下几点：

（1）调节自主神经系统：自主神经系统又名“植物神经系统”，可在人们无意识的情况下调节身体各项机能，包括消化、呼吸、心率、血管紧张度等。研究表明，高血压的发生及发展与自主神经功能紊乱相关，运动可以作用于大脑皮质以及皮质下的运动中枢，使大脑皮质的紧张度下降至正常，缓解自主神经的过度兴奋，减轻其对血管的收缩作用，从而产生降低血压的作用。

（2）改善心血管系统功能：长期的有氧运动可通过心脏重塑和血管重构等途径，改善因高血压而形成的组织、器官结构改变，进而改善其功能，起到调节血压的效果。

（3）增加血液循环扩血管物质：研究发现，人们在有氧运动之后，全身细小动脉平滑肌会出现舒张，血管外周阻力降低，血压因此降低。这是因为在运动后体内的舒血管物质（如一氧化氮）会分泌增加。一氧化氮是由血管内皮细胞生成并释放的，其可以舒张血管平滑肌细胞，从而导致血压降低。

（4）改善胰岛素抵抗及高胰岛素血症：胰岛素抵抗和高胰岛素血症与高血压的发生和发展密切相关。通过运动训练可以改善机体对胰岛素的敏感性，使血液中胰岛素水平下降，从而起到降低血压的作用。

（5）改善高血压发生的高危因素：肥胖、情绪紧张、胰岛素抵抗等日常不良生活方式易被证明与高血压的发生密切相关，通过运动可以起到改善肥胖、降低胆固醇、改善情绪等多方面作用,对高血压的防治不可或缺。

23.什么样的运动有利于降血压?

是不是所有的运动都适合高血压患者?有没有哪项运动对高血压患者更友好?随着各项研究的进展,挥拍运动对人体的益处开始出现在人们的视野中,挥拍运动主要包含网球、羽毛球、乒乓球等运动。英国曾有一项为明确不同类别的体育锻炼与全因死亡率的关系的研究显示:挥拍运动相较其他运动而言,降低全因死亡率水平最高,可达47%;第二名是游泳,约41%;第三名是有氧运动(主要指有氧体操等),约36%。不难看出,挥拍类运动是身体受益最高的运动。

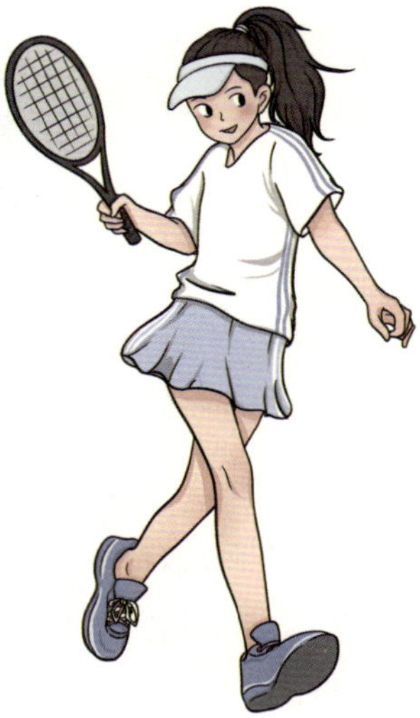

挥拍类运动可以有效锻炼心肺功能,刺激肩部肌肉及手臂肱二头肌与肱三头肌的运动,增强肩部和手臂肌肉的力量。运动过程中,除了需要上肢肌肉收缩来握紧及挥动球拍使其得到锻炼外,还需要不停地调整自身位置来确保击球的准确,使四肢得到充分的活动,增强四肢肌肉力量的同时,还可增强四肢的协调性。同时,挥拍类运动互动性较强,需要对球的路径和力度进行分析和判断,使大脑高速运转。因此,挥拍运动对眼力和大脑都是一种锻炼,可以使大脑保持思维的敏捷性,提高反应力和记忆力。除此之外,挥拍运动相对于足球、篮球等高度对抗运动来说,安全性更高,尤其对老年人非常友好。

24.高血压患者应如何防范运动带来的相关意外?

运动是稳定血压、改善身体健康状况的重要措施,但不适当的运动反而会带来危险。日常生活中,大家都曾听到过运动后猝死的案例。有研究提示,我国发生运动性猝死的主要病因为心源性因素,且男性风险显著高于女性,猝死者主要集中在15~20岁青少年和退休人群,相关的运动项目包括长跑、田径、篮球和足球等高强度运动,这似乎使得正在运动或决定开始运动的人打起了退堂鼓。然而,近期与运动相关心血管事件风险的评估与监测的中国专家共识,从专业角度提出防控运动相关心血管意外的建议:对于初始运动、新发症状、拟提升运动强度者,推荐进行心血管危险分层并进入相应的评估流程。运动高风险状态即发生运动相关心血管事件的绝对风险显著高于同龄、同性别健康人群的状态。如果个体在运动过程中出现不适情况，建议立即停止运动，坐下休息。血压波动、心率增加、呼吸困难、心绞痛等情况均可以在休息后得到缓解。同时，学习体外自动除颤器的使用也至关重要。研究证实，旁观者心肺复苏是唯一能提高院外心源性猝死生存率的因素，若现场存在体外自动除颤器并正确使用，可进一步增加心源性猝死患者的生存概率。

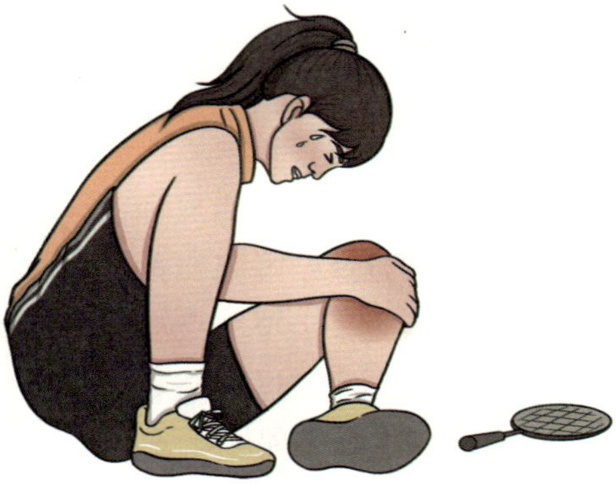

25.为什么饮酒会导致高血压？

“酒逢知己千杯少”，中国的传统文化包罗万物，酒文化更是其中不可或缺的一部分。酒不仅仅是一种饮品，更是情感与文化的载体。它可以丰富人们的日常生活，加深彼此之间的感情。但我们要知道的是，饮酒同样也会带来一系列健康方面的负面影响，其中就包括升高血压。第一，饮酒后会导致交感神经兴奋，交感神经张力增高，可导致心跳加快、心肌收缩增强、心耗氧量增加，这时心脏射血量较前增加，不仅导致血压上升，还会使心脏负担加重，导致心肌肥厚等并发症。第二，长期大量饮酒会导致肾素-血管紧张素-醛固酮系统过度激活，导致醛固酮分泌增加，醛固酮分泌增加使水钠潴留，导致血压上升。第三，饮酒可以导致体内内分泌系统紊乱，导致血脂水平升高，出现腹型肥胖、胰岛素抵抗等并发症，进而导致动脉硬化及高胰岛素血症等，也会引发血压升高。

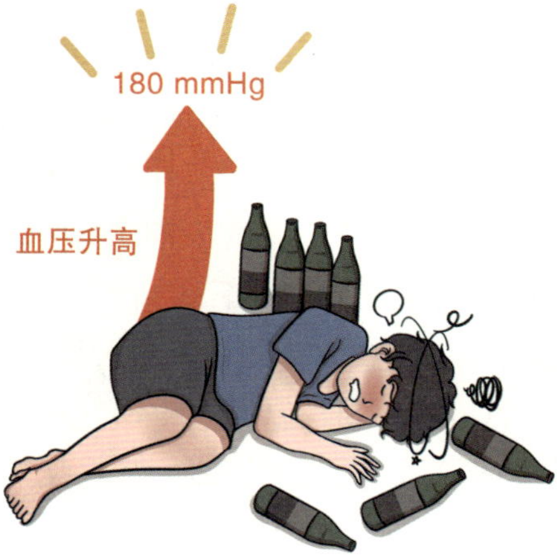

研究显示,饮酒与高血压之间呈现出一种J型关系。轻度饮酒者比起不饮酒者血压略有降低,而与不饮酒者相比,每天饮超过3杯酒精饮料者其血压会存在明显升高。另有研究显示,每日饮用白酒每增加100克,高血压发病危险性可增高19%～26%。饮酒对身体的利弊一直存在很大争议,部分研究认为少量饮酒有益身体,但也有研究显示饮酒对身体无任何益处。不过,研究者达成一致的是,大量饮酒肯定损害身体健康,积极戒酒可降低许多因饮酒导致的疾病的发生及发展,即便已出现严重相关并发症,积极戒酒仍能带来长久的益处,亡羊补牢,为时不晚。

26.为什么情绪激动会导致血压升高?

情绪激动时可导致交感神经兴奋性增加,交感神经兴奋可导致心率加快、心脏射血量增加及周围小动脉的收缩,从而导致血压迅速升高,这是血压的神经调节。同时,长期容易情绪激动的患者体内肾素、血管紧张素等分泌增多,导致水钠潴留及周围血管收缩,进一步导致患者血压长期处于高水平,这是血压的体液调节。人体主要通过神经调节及体液调节这两种途径完成对外来刺激的适应。情绪激动导致的血压升高通常为一过性的,心情平复或休息后可逐渐缓解,但如果长期处于情绪易激动状态,可导致血压反复波动,加重心脏负担及血管壁损伤,导致血管弹性下降,使血压进一步上升,产生恶性循环。对于患有心脑血管疾病的患者,突然情绪激动导致的血压突然上升可能导致脑出血及心肌梗死等严重并发症,因此在日常生活中要学会排解情绪,避免大喜大悲,以平和的心态对待每一天。

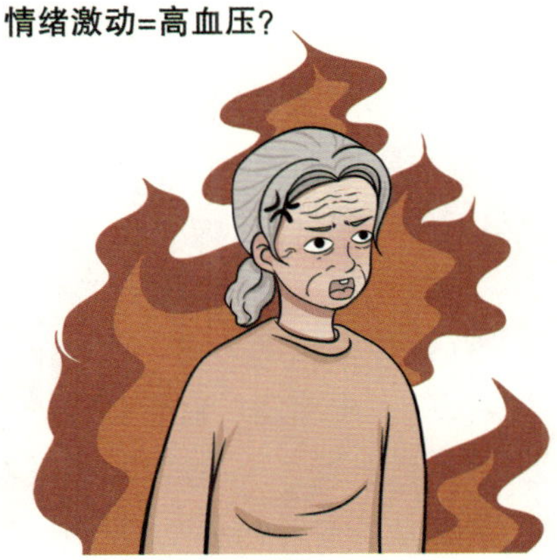

27.肥胖的人更容易患高血压吗?

随着生活水平的提高,现如今肥胖已成为困扰国人的一大难题,会严重影响人们的身体健康。既往有研究发现,20～30岁的肥胖人群,其高血压的发生率较正常体重的同龄人高出了将近1倍。在40～50岁的肥胖患者中,高血压的发病率较体重正常的人高出50%。这提示体重与高血压存在密切关系,体重指数越大，患高血压的概率和危险性就越高。有数据表明，体重每减少5.1公斤，平均收缩压和舒张压会分别下降4.4 mmHg和3.6 mmHg。饮食的原则主要是减少总热量，强调低盐低脂饮食，更重要的是，在减重过程中还需积极纠正其他不良生活习惯，如戒烟、戒酒等。

减少高盐饮食，戒烟、戒酒

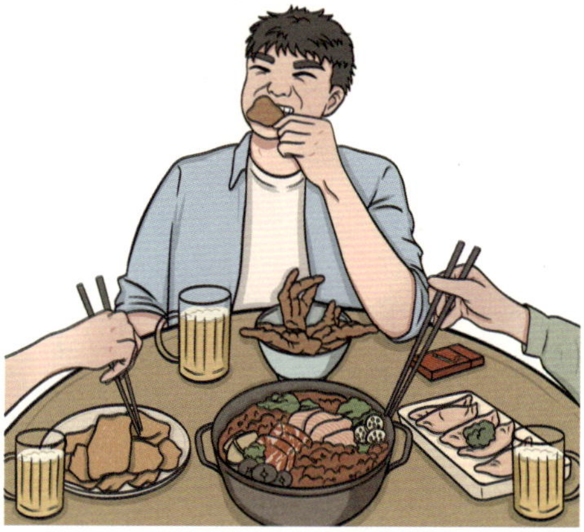

28.为什么高脂血症会导致高血压?

血液中的脂肪类物质统称为血脂，是人体中不可或缺的物质，但血脂过高会对身体产生不利影响。当血液中总胆固醇(TC)高于5.7 mmol/L，低密度脂蛋白胆固醇(LDL-C)高于3.6 mmol/L，甘油三酯(TG)高于1.70 mmol/L时，被称作高脂血症。根据2013年中国心血管疾病(CVD)报告，我国血脂异常患者合并高血压的比例高达50%。高脂血症可导致血管壁损伤，一般来说，人体血管表面的上皮细胞对血管有保护作用，血脂只在血管中流动。但是当上皮细胞被破坏，血脂就会突破屏障，侵入血管壁而沉积下来，导致动脉粥样硬化斑块形成，引起血管管腔的狭窄及动脉弹性的下降，导致血压升高。同时，高血压也可导致血管内皮损伤，进一步加重血脂在血管中的沉积，二者在机体氧化应激、炎症反应和动脉硬化斑块形成过程中具有协调作用，造成血压显著升高等不良后果。

29.只吃素还会患高血压吗?

人们都知道，常吃大鱼大肉、饮酒的人易得高血压等疾病，那么是不是只吃素就可以完全告别高血压了？可惜的是，这种想法是不正确的，即便是素食主义者，也可能患有高血压。虽说低盐低脂饮食对心血管健康有好处，但任何事情都要讲究适度。研究表明，全素饮食会扰乱人体正常代谢平衡，会使人体糖类、蛋白质、脂肪比例失衡，造成消化不良、记忆力下降、免疫力降低、内分泌和代谢功能障碍，还会加速人们的衰老。所以说，全素饮食并不是健康的生活方式，最好荤素结合，合理饮食。

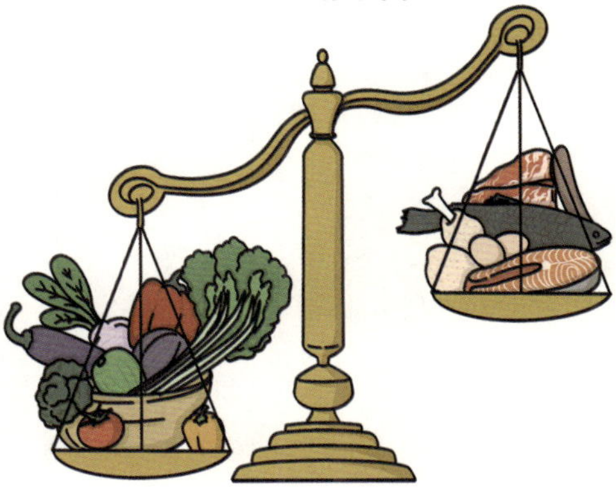

30.献血可以降低血压吗?

有些高血压患者觉得，血压太高是不是因为身体内的血太多了，放掉一点血是不是就好了，于是就把目光投向了献血。那么，高血压患者献血真的会降低血压吗？血压是指血管内血液流动对血管壁产生的侧压力，虽然理论上来讲，血管阻力和循环血量的确是血压的主要影响因素，似乎可以通过降低血容量来降低血压。但是，健康人群每次献血最高不会超过400毫升，这对一个成年人的全身血量来说，并不足以导致血容量明显下降，不会产生降压效果。而如果一次性大量失血，会对全身器官造成严重损伤，可以说是得不偿失。因此，高血压患者想要通过献血来降低血压，是一种不切实际的做法。除此以外，我国对献血者的健康情况也是有要求的，其中有一条就是与血压相关的，因此大家千万不要隐瞒病情，偷偷去献血。

（王瑜　刘超　崔悦）

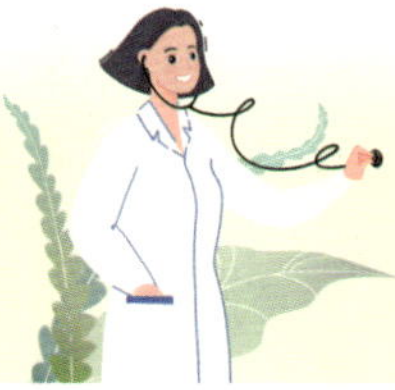

高血压的治疗

1.为什么有些高血压患者需要紧急治疗?

在有些紧急情况下,及时应用药物降压刻不容缓。例如,临床上并不少见的高血压急症和亚急症,都表现为血压突然和明显升高(一般超过 180/120 mmHg)。前者指的是血压升高同时伴有心、脑、肾等重要脏器的损害,患者可能表现为剧烈的头痛伴有恶心、喷射性呕吐等,突发胸痛或后背撕裂样疼痛,突然心跳加速伴有头痛、出汗、面色苍白,喘不上气,看东西不清或者重影等,有些孕妇突然出现高血压,甚至会发生抽搐。后者指有些患者仅有血压明显升高,可能有头痛、胸闷、鼻出血、烦躁不安等症状,但尚未出现严重脏器损害。以上两种情况都需要立刻到医院就诊,医生会根据病情,有步骤、控制性地降低血压,可能需要使用静脉给药方式降压,防止因过高的血压而快速损害心、脑、肾脏的功能。

当然,除了这些急性、严重的高血压以外,还有部分患者需要接受药物降压治疗,包括:收缩压超过 160 mmHg 或舒张压超过 100 mmHg 者,合并糖尿病的患者,或者已经有心绞痛、心梗病史、脑出血或脑梗病史、肾功能受损的患者,还有血压升高并伴有明显头痛、头晕、心悸者,以及血压持续升高、改善生活方式后血压仍不能得到有效控制者。

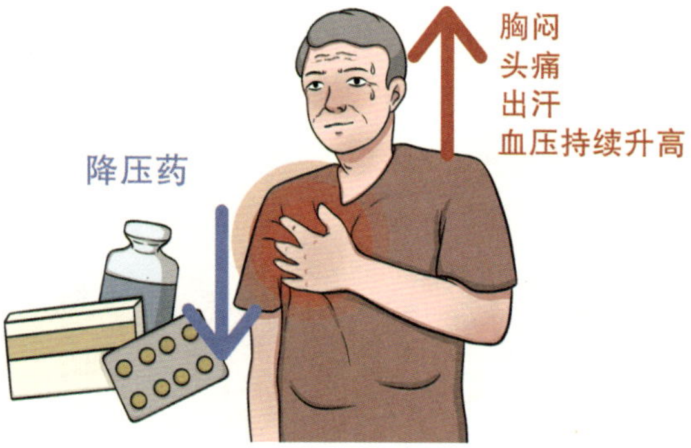

2.刚刚发现高血压，可以观察一段时间再用药吗？

大部分高血压患者，尤其是常年高血压，且已经过正规诊治确诊的高血压患者，都是需要长期坚持药物治疗和管理的。但是，如有以下情况，可以暂时不服药，观察一段时间再决定是否用药物来降血压：一是前文提到的“白大衣高血压”。二是儿童青少年的轻度高血压，通常没有明显的临床症状，与肥胖密切相关。轻度升高的血压，首先可以通过改善生活方式（如加强锻炼、减体重、摄入低盐低脂饮食等）来控制。三是偶尔血压偏高或者轻度血压升高者可以通过改善不良生活方式达到降压目的。如果观察 1～3 个月后患者的血压仍高，再在医生指导下用降压药物。

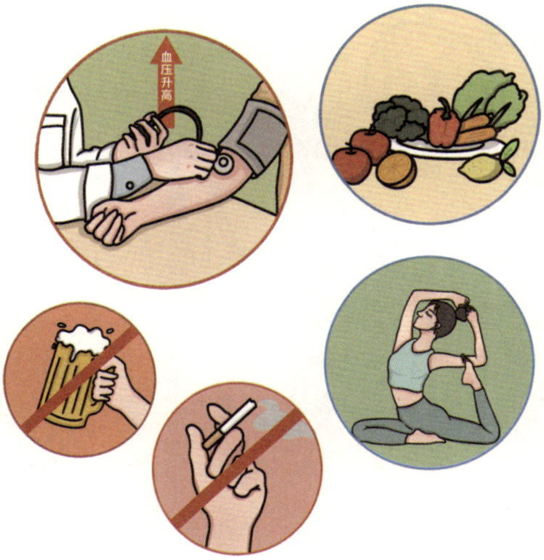

3.血压高但身体并无不适，为什么还要吃降压药呢？

高血压并不仅仅是血压计测得的一个数值，它更是一个重要的心血管疾病危险因素，可以损伤心脏、脑、肾，最终导致这些脏器功能衰竭。

首先是高血压对心脏的影响。心脏向外射血，而血压过高的患者血管阻力增高，心脏向外射血就需要用更大的力，就像心脏被迫“健身”，久而久之心脏就会变大、心室壁就会变厚，发展成高血压性心脏病。心脏变厚，而给心脏供血的冠状动脉供血量不变，心脏就会相对缺血。加之长期的高血压可促进动脉粥样硬化的形成和发展，甚至导致冠状动脉狭窄，使得心脏缺血加剧，雪上加霜。

长期的高血压也会使脑血管发生缺血与变性，形成微动脉瘤，一旦破裂就会发生脑出血，后果不堪设想。还会引起脑动脉粥样硬化、脑梗死等。例如，一些高血压患者做颅脑 CT 时经常出现“腔隙性脑梗死”，这是由高血压造成的脑小动脉闭塞引起的。

不仅如此，肾脏也是高血压累及的“重灾区”。长期的高血压使得肾脏缺血，有功能的“肾单位”不断丢失，严重时会发展成慢性肾衰竭，甚至走上需要透析的道路。还有部分出现恶性高血压的患者可在短期内出现急性肾衰竭，如果到那时再控制血压，不仅为时晚矣，且药物选择也受到很大限制。

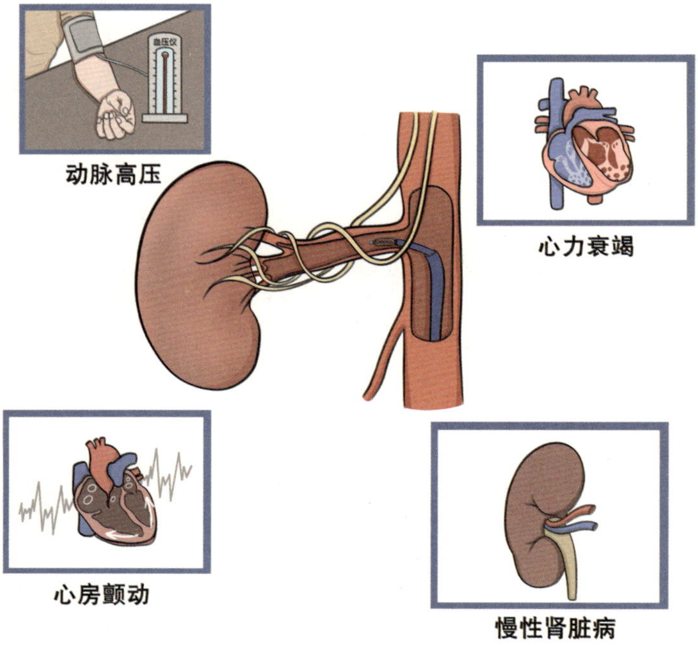

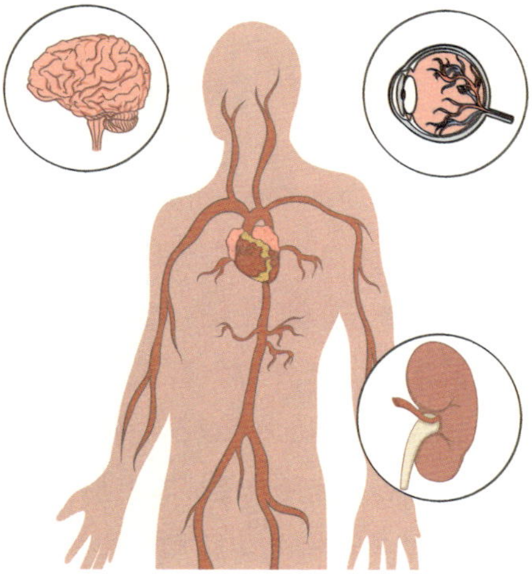

此外，血压的急剧变化还可能影响眼睛和大动脉，甚至出现眼底出血、失明，主动脉夹层等急危重症。因此，为了避免这些严重、极端的并发症，我们最好“该出手时就出手”，选择适合的降压药物规律服用，规避风险，安全降压。

4.为什么医生给不同患者用不同的降压药物?

降压药物种类繁多,每一类降压药物又有非常多的品牌,让人眼花缭乱。医生在选择降压药物时,常常遵循以下原则:首先从有效治疗剂量开始;优先选择长效制剂;对收缩压超过 160 mmHg 或者舒张压超过 100 mmHg 的高血压患者,建议一开始就联合用药;最后,也是最重要的,要根据患者具体的血压水平、发病急缓、合并的疾病和用药情况,兼顾患者的个人意愿,制订个体化降压方案。

目前,临床常用的降压药物有以下五大类:

(1)利尿剂:适用于轻、中度的高血压,对于单纯的收缩期高血压、盐敏感性高血压、合并肥胖或者糖尿病的高血压,以及更年期女性、合并心衰的老年人的效果比较好,但是不适用于痛风患者。此外,有些利尿剂容易引起血钾升高,对于肾功能不全、血钾偏高者,也是不合适的。

(2)β受体阻滞剂:一些中青年高血压患者常常合并心率偏快,此类降压药物是比较好的选择,也适用于合并心绞痛、慢性心力衰竭者。而糖尿病患者应用此类药物时,应注意避免此类药物掩盖和延长低血糖反应。此外,某些心律失常的患者,如病态窦房结综合征、二度以上房室传导阻滞的患者不能使用此类药物。

(3)钙通道阻滞剂:这类药物对血脂、血糖没有明显影响,适用于老年人、合并冠心病或周围血管病变者。但它也有一些缺点,如会造成心率增快、面部潮红、头痛、下肢水肿等情况。某些钙通道阻滞剂还会影响心脏收缩功能和传导功能,不适用于心力衰竭、窦房结功能低下和心脏传导阻滞的患者。

(4)血管紧张素转化酶抑制剂(ACEI)/血管紧张素Ⅱ受体拮抗剂(ARB)/血管紧张素受体脑啡肽酶抑制剂(ARNI):这三种药物可通过不同的作用机制抑制肾素-血管紧张素-醛固酮系统。该系统是由一系列肽类激素及相应酶组成的重要的体液调节系统,主要功能是调节和维持人体血压、水、电解质的平衡,维持人体内环境的相对稳定。这类药物特别适用于伴有心力衰竭、心肌梗死、房颤、蛋白尿、糖尿病的高血压患者。但应注意,高血钾、双侧肾动脉狭窄的患者,以及孕妇不能使用这类药物,肌酐超过 3 mg/dL 的患者应非常谨慎。此外,ACEI 最常见的不良反应是引起干咳,出现这类症状的患者可以替换成 ARB。

(5)除了上述几类,还有目前临床并不常用的α受体阻滞剂,如多沙唑嗪,可供一些合并前列腺增生的患者选择。此外,在降压药发展历史中还有一些药物，如交感神经抑制剂（利血平等）、直接血管扩张剂（肼屈嗪等），由于不良反应较多，已很少单独使用。

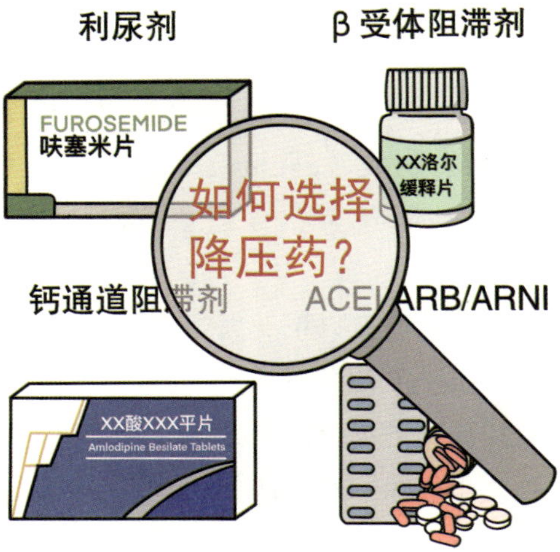

5.为什么降压药物需要坚持使用？

降压治疗的益处主要是通过长期控制血压达到的，因此高血压患者需要长期降压，并坚持服用药物。高血压患者在确定了有效的降压方案、血压得到良好控制后，仍应继续治疗，不要随意停药。停药后多数患者半年内血压又会回到原来的水平。亦不要频繁更换降压方案，因为任何药物在体内起效并维持稳定的血药浓度都需要一段时间。有的患者服用一两次降压药物，觉得血压控制不好就立刻换药，这种做法并不可取，并不是服药后能使血压立马下降的药物就是好药。恰恰相反，过于快速的降压，尤其是从很高的血压迅速降至正常，常常容易引起脑梗等严重并发症，因此不要一味追求快速降压。如果随着季节变化等因素使原定降压方案效果欠佳，建议联系专业医生调整方案。

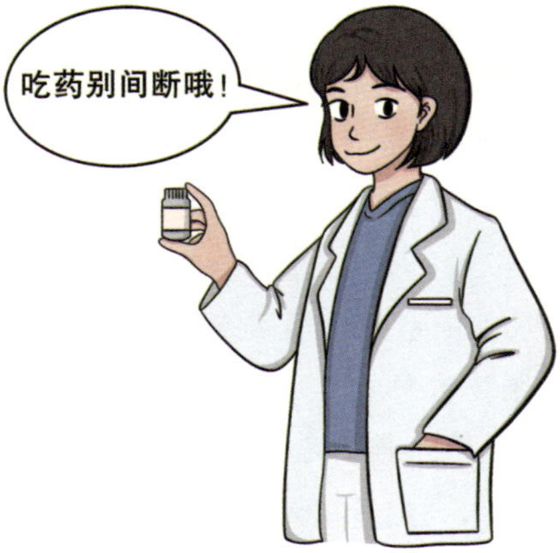

6.长期吃降压药会导致耐药性吗？

耐药性又称“抗药性”，系指微生物、寄生虫以及肿瘤细胞对于抗生素、化疗药物作用的耐受。耐药性一旦产生，药物的作用就明显下降，而降压药物很少会出现耐药的情况。但是，在临床上也常常遇到有些高血压患者服药一段时间后出现血压控制不良、波动较大的情况。可能是高血压病情进展，或者是出现了一些其他不利于血压控制的因素，如近期作息不规律、情绪紧张、摄入食盐过多等，造成血压波动。因此，患者一旦在服药过程中出现血压升高、波动大的情况，应尽快联系医生，找一下引起血压升高的原因。

7.为什么吃了降压药会出现牙龈肿胀？

吃降压药物后出现牙龈增生、肿胀的情况，常见于长期服用硝苯地平、维拉帕米等降压药者。牙龈增生的主要表现是牙间乳头或牙龈缘增生肥大，严重者咀嚼受限。这些降压药物引起牙龈增生、肿胀的具体机制尚不明确，可能是因为此类药物改变了牙龈成纤维细胞细胞膜上的钙离子通道的电流，进而影响牙龈成纤维细胞的功能，使得胶原的合成超过分解，胶原聚集，引起牙龈增生、肿胀。

8.为什么吃了降压药会引起脚踝水肿呢？

下肢水肿，尤其是脚踝部位的水肿，也是硝苯地平、维拉帕米、氨氯地平、非洛地平等“地平类”降压药常见的不良反应。原因是这类降压药物扩张小动脉的作用要强于扩张小静脉的作用。从心脏发出，通过动脉向全身供血，血液流到下肢、足部，再通过静脉返流回心脏。服用地平类降压药以后，动脉扩张，供血更多，但静脉扩张程度小，回流的血液少，导致“静水压”升高，血液在压力的作用下被“压”到组织里，再加上重力因素，就会淤积在下肢、脚踝，形成水肿。因此，此类水肿多有“晨轻暮重”的特点。

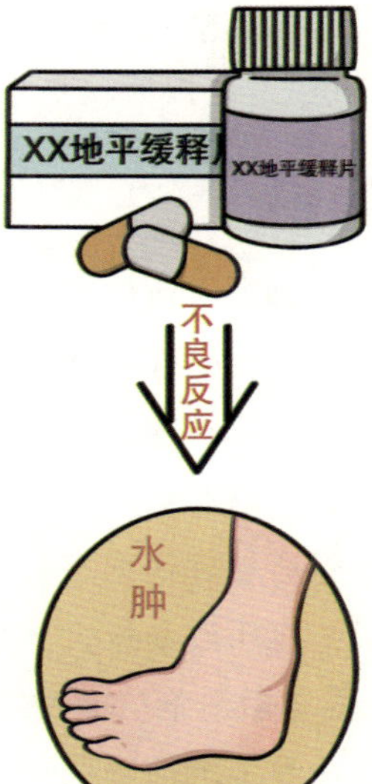

有这类情况的高血压患者可以抬高下肢，避免长时间站立、久坐，促进血液回流。另外，要注意低盐饮食，因为摄入盐过多也会加重水肿。患者还可以联合使用其他降压药物来“中和”这一不良反应，如使用能利尿排水的利尿剂。但服用时应注意检测电解质等化验指标，避免过度排尿导致低血钾等情况。“普利类”或“沙坦类”降压药也可合用以减轻水肿，原因是此类降压药物在扩张小动脉的同时也扩张小静脉，脚踝部动-静脉之间压差变小，使水分从血管内“压出来”，从而减轻水肿。

9.为什么硝苯地平类药物的服用方法不同?

硝苯地平是临床非常常用的一种降压药,一般有三种剂型,分别是硝苯地平片、硝苯地平缓释片和硝苯地平控释片。第一种硝苯地平片,口服后吸收迅速,一般 15 分钟起效,1～2 小时作用达高峰,作用持续 4～8 小时。如果是嚼碎服用或者舌下含化,起效和达峰时间就会更快。因为其起效快、作用时间短、失效快,所以建议一日口服 3 次。但此药常用于心绞痛患者缓解症状,并不推荐高血压患者服用。因为前文提到,降压最好缓和及减少服药次数,这样可以提高患者的依从性,减少患者的麻烦。所以就发展出了硝苯地平缓释片。“缓释片”可以在体内缓缓释放药物,口服后可在体内持续释药 6～8 小时,因此根据血压情况每天服用 1～2 次即可。而硝苯地平控释片进入机体 24 小时内近似恒速释放硝苯地平,不受胃肠道的影响,并在较长时间内保持有效血药浓度。

“缓释片”不可嚼碎,需要吞服,如果需要减少剂量,可以沿药片中间刻痕线完整分开,服用半片。“控释片”剂型不能嚼、咬、掰断,而且一般情况下,每天服用 1 次就可以平稳降压。

10.为什么有的降压药吃进去又原样排出来了呢?

有的患者发现吃下去的降压药都排出来了,这种情况还需要补服吗?其实,服用硝苯地平控释片会出现这种情况,但其药物成分已经被吸收,随粪便排出的只是空壳,那是搭载药物的不溶性骨架,并非“完整的药片”。患者遇此不要担心,这种情况是正常的,被称为“整吃整排”,更不用补服药品。

11.为什么服用降压药物的时间各有不同?

每个人血压升高的时间不同,多数人呈早上高、晚上低的“杓型血压”,这时最好早上一睁眼就服用降压药,避免起床洗漱、活动以后血压更高了再服药,导致血压不平稳。部分高血压患者“晨峰现象”非常明显,建议选择长效降压药,或者在凌晨 4～5 点起夜时,甚至前一天晚上睡觉前服用一片降压药。因此,何时服药最好根据患者 24 小时动态血压的结果决定,在血压上升前服药,避免一天中血压波动过大。另外,根据降压药的种类不同,服药时间也会不同。例如,α 受体阻滞剂(如特拉唑嗪、多沙唑嗪)服药后可能会引起体位性低血压,因此建议在晚上睡前服药;但利尿剂或含有利尿剂的复方降压药最好在白天服用,防止其利尿作用影响晚上睡眠质量。

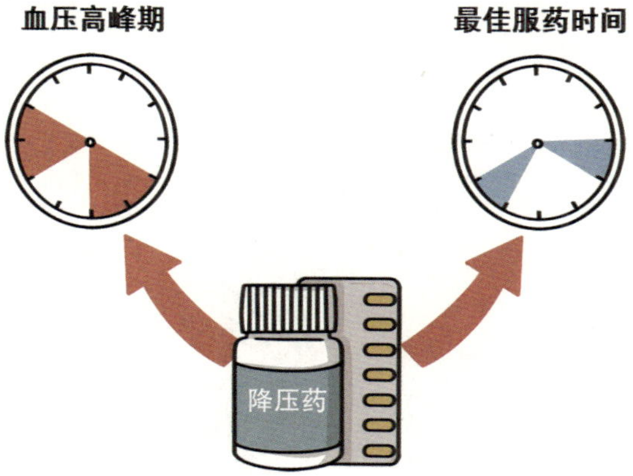

12.降压药除了降血压还有哪些额外作用?

降压药不仅能降低血压,还有很多益处。例如,ACEI/ARB 类药物已被证实可以作为房颤的上游治疗药物,改善心律失常,因此高血压合并房颤的患者可以将此类药物作为首选。这类药物中的厄贝沙坦有明确的减少尿蛋白的作用,因此高血压或糖尿病等导致的蛋白尿患者也可选择此类药物控制尿蛋白。而氯沙坦被证实有降低尿酸的作用,因此高血压合并高尿酸血症患者可以服用此药。此外,β 受体阻滞剂可以控制心率和交感神经的过度激活,并有效控制应激、运动下的血压急剧升高。另外,一些肥厚型心肌病的患者合并高血压,首选药物是 β 受体阻滞剂和钙离子通道阻滞剂,它们可以改善心室的舒张功能,如果患者血压耐受,还可以同时联用 ACEI 类药物,进一步改善心脏的重构,延缓心肌病的进展。最后,新一类的降压药物——ARNI,也有很多控制血压以外的好作用:它最初被研发是用于治疗心衰,随着研究的深入,科学家们发现此药不仅能控制血压,还能改善肾脏的血流以及治疗诸如房颤、室早等心律失常。因此,高血压患者不要盲目吃药,要根据专业医生的建议科学选择药物,做到"一药治多病",获得更大的益处。

13.降压药会损伤肝肾功能吗?

很多高血压患者表示"不想吃降压药,怕伤肝伤肾"。目前,临床常用的降压药对肝肾功能的影响很小,肝肾功能正常的患者常规服用不需要过多担心,定期门诊复查、监测化验指标即可。对肾功能异常的患者,可能需要调整 ACEI/ARB/ARNI 这类药物的剂量或禁用,并选择其他种类的降压药。我们不能无限放大药物的不良反应而“因噎废食”，更需要重视的是疾病本身带来的危害。

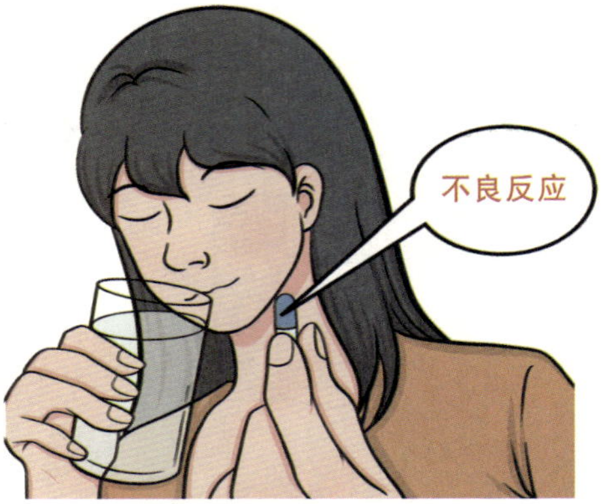

14.用罗布麻降压可靠吗?

罗布麻属于夹竹桃科植物，它的叶可以入药，有清热平肝、利水消肿的作用。轻度高血压患者可以饮用罗布麻茶来辅助降压，但它的效果仅限于保健。对于血压控制不良的患者，还是要通过改善生活方式和正规的西药治疗尽早使血压达标。

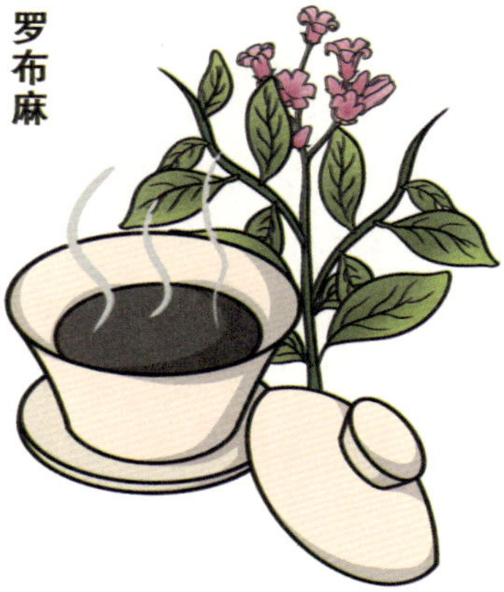

15.可以只在血压高的时候吃药吗?

目前高血压是无法根治的，一般来说，如果高血压诊断明确，并且危险因素评价为中高危以上，需要终身服用降压药，但必须定期复查肝肾功能等。降压药物对血压控制的维持时间大部分在10～24小时，停用7天后体内基本没有药物成分可以控制血压。突然停药会出现血压波动，引起各个脏器供血改变，导致血压反弹或急剧升高，引起意外事件，特别是脑血管事件和心脏事件。用药期间要遵医嘱，不能擅自停药。在治疗期间，血压控制比较平稳后，可以在医生指导下减少药物剂量或者给药次数，但是不可以停药。降压药吃吃停停危害最大，容易造成血压忽高忽低，损伤血管壁。

16.吃药也能吃出高血压吗?

有些药物可能会导致血压升高。我们经常遇到的升高血压的药物有：甘草、口服避孕药、类固醇激素、非甾体抗炎药（如对乙酰氨基酚、布洛芬）、可卡因、安非他明、促红细胞生成素和环孢菌素等。如果您将要或正在使用这些药物，一定要告诉您的医生，以便能够及时调整您的降压方案。

17.可以用牛奶送服降压药吗?

不宜用牛奶送服降压药。因为牛奶中有丰富的酪胺，当人体内一种分解酪胺的酶被降压药抑制时，酪胺就会大量蓄积，引起血压骤升、心律失常，严重者会引起血压持续性升高。另外，牛奶的分子颗粒十分细腻，与降压药同服，分子颗粒很容易被包裹在药物分子表面，影响药效。

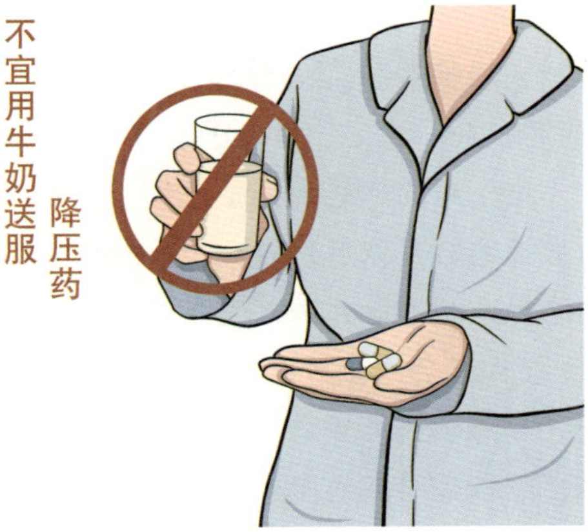

18.为什么吃了降压药会“面红耳赤”?

有些患者服用降压药后会出现脸红伴发热、面部烧灼感，即面部潮红。最容易产生这类不良反应的药物是硝苯地平缓释片、硝苯地平普通片（心痛定）、非洛地平缓释片、氨氯地平等“地平类”降压药。长期服用这类降压药还会出现足踝部位水肿，按之凹陷，像发酵的面团，对患者生活造成一定影响。但是这并不会严重危害身体健康，对此不用过于担心，如果降压有效，可以耐受，继续服药治疗是安全的。在用药一段时间之后，患者的身体会慢慢适应，有些症状也会逐渐消失。

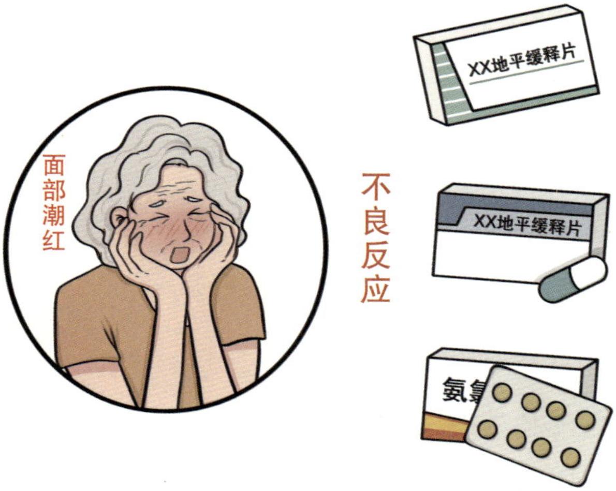

19.为什么有些降压药服用后会使嗓子发痒？

目前，临床中最常用的五大类降压药中，有一大类叫血管紧张素转换酶抑制剂，常用的有卡托普利、培哚普利、雷米普利、贝那普利等“普利类”（血管紧张素转换酶抑制剂类）药物，容易导致患者出现干咳。典型的情况表现为持续性干咳，伴有咽喉部的“小虫子爬的痒感和搔抓感”，发生在首次服药后数小时内，也可能在开始服药后数天或数月以后，停药一段时间后咳嗽可自行消失。出现干咳的原因是此类药物导致缓激肽在肺部蓄积，继而使呼吸道局部前列腺素产生过多，引起咳嗽。缓激肽还会增强呼吸道感觉神经的敏感性，导致轻微刺激即可诱发咳嗽。“普利类”降压药虽然会使小部分患者服用时出现干咳，但瑕不掩瑜，它们不仅能有效降压，还对高血压患者的心脏、脑血管和肾脏都有很好的保护作用。因此，如果咳嗽症状较轻，排除其他引起咳嗽的疾病后，可继续服药，并用止咳糖浆类药物缓解症状。多数人随着服用时间延长，都能够很好耐受，如果不能忍受，可咨询医生更换相似但不良反应小的降压药物，如“沙坦类”药物（血管紧张素Ⅱ受体拮抗剂）等。

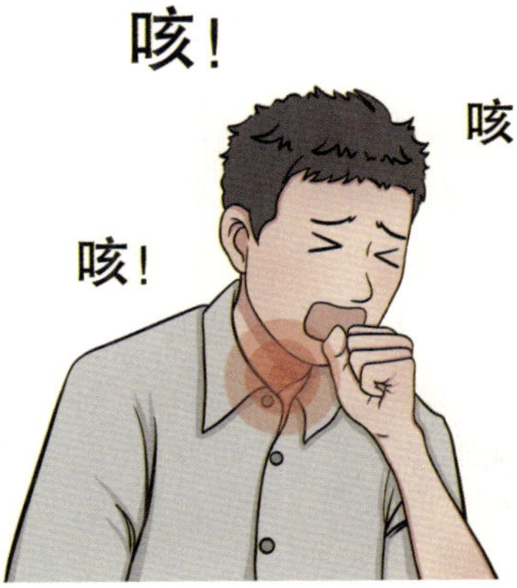

20.为什么吃了降压药会心率减慢呢？

β受体阻滞剂，如比索洛尔、美托洛尔等，在降压的同时，可能会引起心率减慢。这种情况下，如发生心悸等不适症状，需要停止使用这种药物，改用其他降压药。另外一种引起心率减慢的降压药物是非二氢吡啶类钙通道阻滞剂地尔硫䓬，同样会引起心率下降，此时需要改用其他降压药。如果心率与用药前基础心率相差不大，身体也无任何不适症状，是不要紧的。但如果患者吃药后，心率减慢数值明显低于标准值，并且出现严重的四肢发软、有气无力等症状，这时就要立即停药并就医，部分患者可能需要临时用药提升心率，快速逆转不良反应。

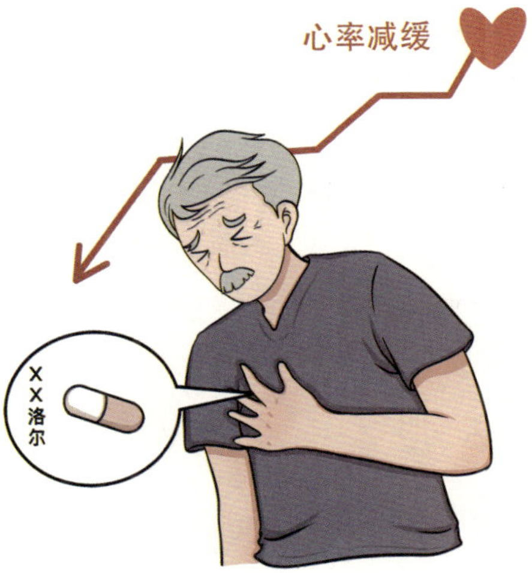

21.为什么高血压患者不能只靠中药降压呢?

多年来对中药的研究发现,中药通常只能起到辅助降压作用。不少患者喜欢服用珍菊降压片、复方罗布麻片等药物,认为它们是中药。实际上,这两种药的主要成分都是西药(每片珍菊降压片含可乐定30微克、氢氯噻嗪5毫克;每片复方罗布麻片含胍乙啶1.3毫克、双肼屈嗪1.6毫克、氢氯噻嗪1.6毫克),

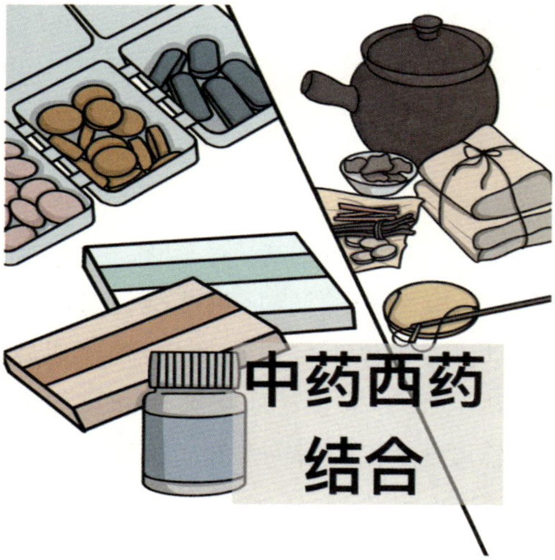

能起到降压作用的也是这些西药,野菊花、珍珠之类的中药成分只起到清热、生津等调理作用。同时,部分中成药物确实有一定的降压作用,但降压效果不稳定,不利于高血压患者的血压管理,因此也不建议使用。规律服用降压药物是治疗高血压最主要的办法,中医可以通过一些辨证的理论方法,对高血压进行辅助治疗。

22.为什么血压非常高时医生反而建议慢慢降血压?

降压不是越快越好,血压也不是越低越好。有不少的高血压患者对自己较高的血压已经适应,突然之间把血压降得过低,反而会引起一系列不适,甚至出现重要脏器缺血和体位性低血压,容易发生心肌梗死、脑卒中等。由于高血压患者,特别是有些老年高血压患者,心脑血管和全身动脉都有不同程度的硬化,血管腔相应变细,血管壁僵硬,血流减少,这时一般主张用小剂量、较温和的降压药,要长效、平稳降压,最终选择合适的剂量维持。因此,对于慢性高血压的降压治疗,切莫急于求成,欲速则不达;相反,要稳定、长期服药,将血压控制在合适的水平,不宜过于低,也不宜降得过快。

23.有哪些新型降压药?

除了临床上应用多年的降压药,还有相对较新的降压药可供患者使用:

(1)贝尼地平:贝尼地平是一类较为新型的地平类药物,通过与血管平滑肌细胞膜紧密结合,使解离速度缓慢,从而发挥长效降压作用。这就决定了贝尼地平能够迅速起效，还能够长效控制，是更具优势的降压药物。除了降压，其还有减轻肾脏压力、改善微量蛋白尿的护肾效果。

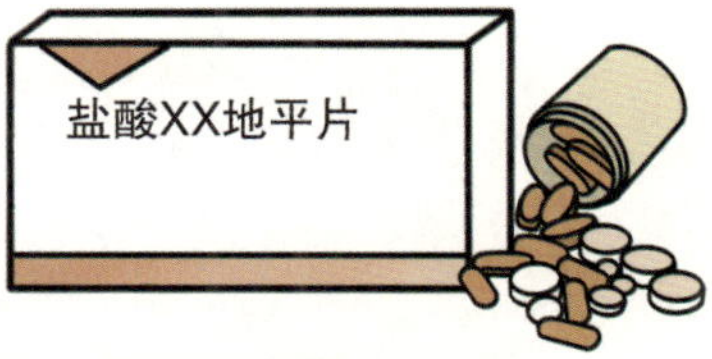

（2）阿利沙坦酯：该药并不经过肝脏代谢，减少了对肝脏的影响和药物相互作用的风险，能够长效保持控压作用。对于轻中度高血压患者，有很好的降压作用，在 24 小时内服用一次，就能够起到平稳的降压作用。

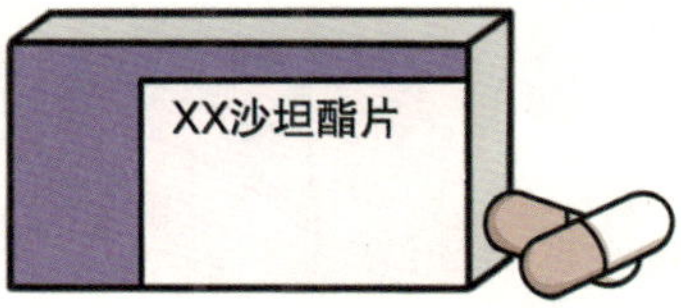

（3）沙库巴曲缬沙坦钠片：沙库巴曲缬沙坦钠片是一个具有双重作用机制的新型降压药物，在降压的同时，对心脏、肾脏、血管等靶器官起到良好的保护作用。

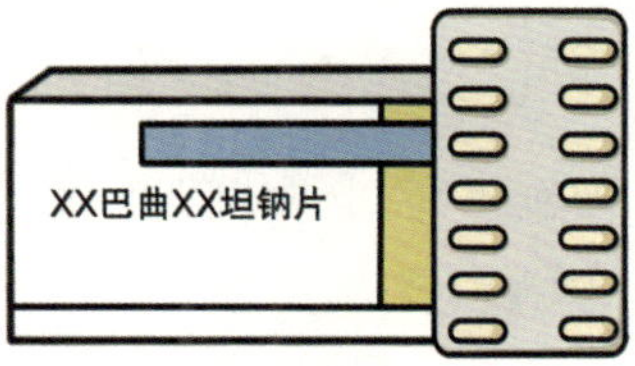

24.琥珀酸美托洛尔和酒石酸美托洛尔有什么区别？

琥珀酸美托洛尔和酒石酸美托洛尔的剂型不同，前者为缓释制剂，起效慢，作用时间长，一天只需吃一次；后者为短效制剂，起效快，作用时间短，一天需要服用多次。琥珀酸美托洛尔是由琥珀酸美托洛尔微囊化的颗粒组成，每个颗粒用聚合物薄膜包裹，每个颗粒是一个独立的贮库单位，可以控制药物的释放速度，血药浓度平稳，作用超过 24 小时，药片可以掰开服用。酒石酸美托洛尔可在服药 1～2 小时达到最大作用，半衰期为 3～5 小时，所以每间隔 4～6 小时需要服用一次。两者最终发挥作用的有效成分相同，23.75 毫克的琥珀酸美托洛尔与 25 毫克的酒石酸美托洛尔作用相当。

25.中医针灸理疗是否可以取代降压药物？

针灸是中医治疗高血压的主要手段之一，它的主要机制就是通过调节人体阴阳平衡，扶正祛邪，使身体达到一个阴平阳秘的状态，通过针灸百会、风池、印堂、肾俞、命门、足三里、太冲以及阳陵泉等穴位，促进局部血液循环，起到舒筋通络的作用，能够有效缓解高血压引起的头痛、头晕等不适症状。不过，针灸仅仅可起到辅助降血压的作用，不能替代正规的降压药物治疗。

针灸

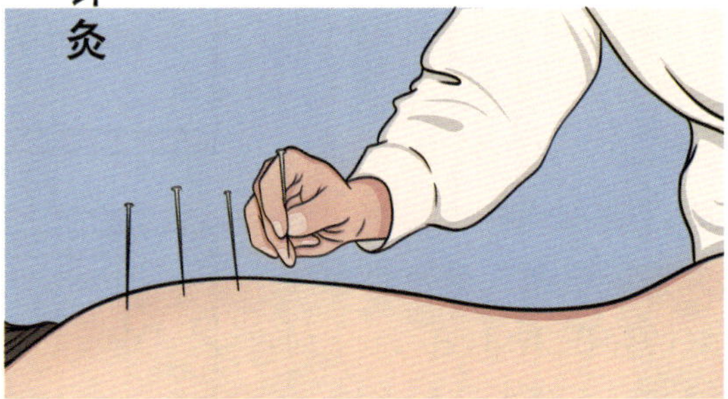

26.为什么有时要打静脉点滴或泵药来降血压呢?

当血压高到一定程度,会使人体出现严重问题,如心绞痛、心肌梗死、心脏衰竭、大动脉夹层撕裂、急性脑梗或出血等紧急情况,医生就会给患者使用快速而强大的降压药物,多为静脉注射药物,包括硝酸甘油、硝普钠、地尔硫䓬、艾司洛尔等,可在数分钟内发挥最大降压作用。但是这类药物的效果持续时间短,停药后可快速代谢,失去降压作用。例如,艾司洛尔在 2～9 分钟就全无作用,这就是为什么患者在血压控制下来之前要持续静脉滴入的原因。

在使用静脉泵入降压药物时,医生是有计划地控制性降血压,降压不能过快,最好 1 小时内降压不超过目前血压的 25%,否则可能影响脑、心、肾脏的血流灌注而加重病情。若患者血压短时间内升高超过 180/110 mmHg,同时伴有头痛、头晕、视物模糊等症状时,应及时就医。

27.进口降压药与国产降压药有区别吗?

这其实是在问原研药和仿制药的区别。因为原研药大多为国外所研发,所以进口药大多是原研药,国产药大多为仿制药。所有的药物均由有效成分、辅酶组成。原研药在专利保护期内均由原厂家生产,在过了专利保护期后,就可以进行仿制。我国国务院办公厅印发的《关于开展仿制药质量和疗效一致性评价的意见》要求,化学药品新注册分类实施前批准上市的仿制药,凡未按照与原研药品质量和疗效一致原则审批的,均须开展一致性评价。因此,仿制药是与原研药具有相同的活性成分、剂型、给药途径和治疗

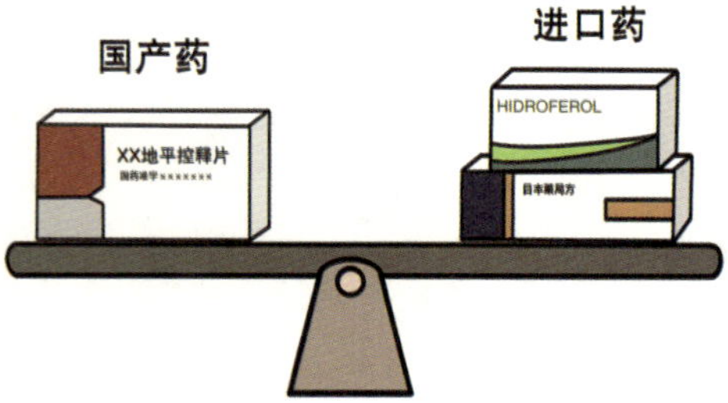

作用的药品，在质量和疗效上与原研药一致，在临床上可以与原研药相互替代。

28.降压药吃久了，效果为什么会越来越差?

降压药不存在耐药性一说，而每一种降压药，其本身的降压作用也是有限的。高血压分为原发性高血压和继发性高血压两种类型。原发性高血压患者的血压波动较小，进展较为缓慢，患者服用降压药物的降压效果也受患者本身的影响。若患者血压受到心脏收缩力、血管弹性、血容量、情绪、天气等因素影响，导致血压进一步升高，这时需要在原有降压药的基础上继续加用另外的降压药。而继发性高血压波动较大，非常难控制，患者应查明继发性高血压的病因，及时处理原发因素，则可控制血压。若患者短时间血压波动较大，合并其他不适，则应尽快就医，排除继发性高血压的可能。

29.吃倍他乐克会影响男性的性功能吗?

倍他乐克是一种β受体阻滞剂，其不良反应是可引起可恢复(可逆性)的性功能异常，其发病率为1/10000～1/1000。服用倍他乐克导致性功能异常的概率非常低，若排除其他原因后确定为倍他乐克所致，则停药后可恢复，可替换为其他类型的降压药物。倍他乐克主要抑制交感神经的兴奋性，而性功能受交感神经活性的影响，所以用此类药物可能导致某些男性性功能异常。另外，高血压本身也会影响性功能，如果男性患中重度高血压，也可能导致阴茎勃起功能障碍。因此，高血压患者应先严格控制血压，如担心倍他乐克的影响，也可在一开始就选择其他降压药物。

30.吃降压药会引起失眠吗?

常见的引起失眠的药物有以下几种：硝苯地平这类钙离子拮抗剂，可引起焦虑、睡眠异常，发生率较低，为1/1000～1/100；倍他乐克也可引起睡眠障碍，可能导致噩梦、幻觉、睡眠片段化等，其发生率也为1/1000～1/100；利尿剂本身无导致睡眠障碍的作用，若患者服用利尿剂，可能引起夜尿增多，进而导致睡眠障碍；还有一类中枢神经降压药也可导致失眠，这类药物包括可乐定、甲基多巴，这类药物在临床已很少应用。而ACEI类和ARB类药物几乎不引起失眠。若患者失眠已排除其他因素，则可根据情况更换降压药物。若降压药物不能更换，则可加用帮助睡眠药物。

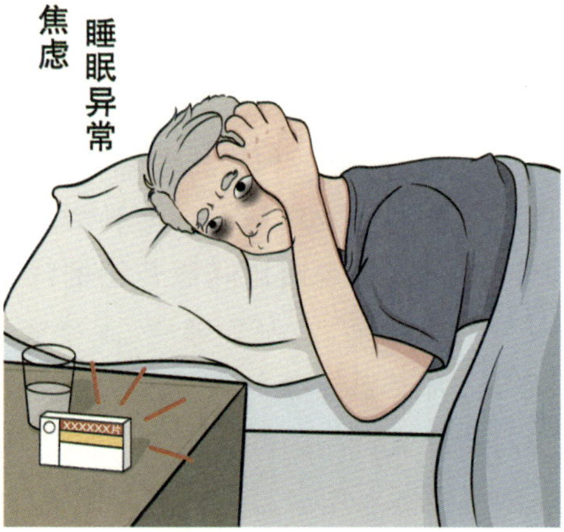

31.吃降压药期间能饮酒吗?

服用降压药期间不能饮酒。饮酒后,酒精对人体有多重作用。酒会对胃黏膜、胃肠道产生影响,很多高血压患者同时服用阿司匹林,会导致消化道大出血的发生率明显增加。酒会短时间内引起血管收缩、心率增加,使血压升高。同时,酒能影响降压药物的代谢,导致某些降压药物的效果下降,此时在短时间内会造成血压急剧升高,容易引起脑出血。饮酒后短时间内血管扩张,引起血压下降,进而导致血压波动,容易诱发头晕、头痛。现研究证明,酒精能够导致多种心脑血管疾病,所以也不建议普通人饮酒。高血压患者则更应严格戒酒。

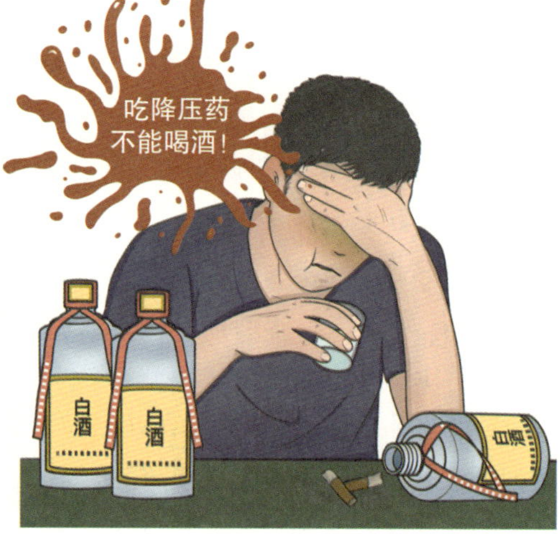

32.年轻的高血压患者有没有停药的可能?

很多年轻高血压患者对吃降压药很抵触,以为只要开始吃药,就一辈子停不下来。其实,年轻人更应注意控制高血压,在高血压对血管造成损伤之前进行治疗最好。年轻人原发性高血压一般需长期服药,但也有例外。如果长期坚持低盐低脂饮食、减重等健康生活方式,将血压控制在正常范围内,也可停药。若为继发性高血压,将继发因素(如腺瘤、嗜铬细胞瘤等)去除后,患者血压恢复正常,也可停药。

33.使用降压药导致血压过低该怎么办?

如果服用降压药导致血压低于 90/60 mmHg,同时患者出现头晕、软弱无力、眼前发黑甚至晕倒,应立即呼叫“120”,及时前往医院就诊。若自觉是血压低引发的乏力,可立即平卧,双下肢抬高,口服含盐汤汁、液体,若自觉症状仍不能缓解,应立即前往医院就诊。在使用降压药时,尤其是刚开始或者在换用种类、加量等情况下,应每天监测血压,根据自觉症状、血压水平,在医生指导下调整药物。若出现紧急情况,应先暂停口服,到医院查明情况后再做决定。

34.突然发现血压升高该怎么办?

若发现自己的血压升高,不要惊慌,先明确是否有症状,如有无头晕、头痛、恶心、呕吐的现象,检测血压是否超过 180/110 mHg。若血压超过 180/110 mmHg,同时有症状,应立即平卧休息,及时拨打“120”急救电话,及时就诊。如无症状,应休息半小时后重复测量,若血压仍较高,可于医院门诊就诊,明确高血压的原因。医生会根据患者情况制定降压方案。若过去从未服用过降压药物,不建议自己直接服用降压药物,若选择药物不当,会引起不良反应。

(殷洁　李欣然　潘金玉)

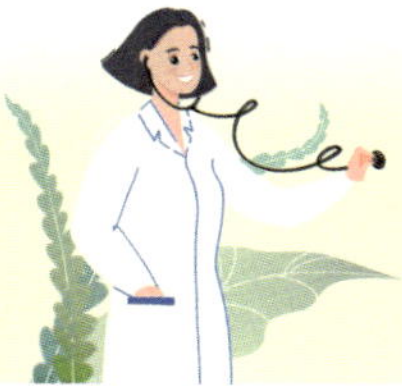

老年人高血压

1.为什么年龄越大的人越容易发生高血压?

生活中,我们发现年龄越大的人越容易发生高血压,原因很复杂,可能有以下三个方面:①随着年龄的增长,动脉粥样硬化加重,使动脉弹性降低,血管僵硬,血液流经僵硬的管道,就会产生较高的收缩压。②随着年龄增长,小动脉粥样硬化程度加重、管腔缩小,甚至闭塞,老年人的外周血管阻力显著升高;与此同时,血管对舒张血管物质的反应下降,而对收缩血管物质的反应性没有明显变化,这样一来血管收缩就占优势,外周血管阻力升高,血压就会升高。③多数老年高血压患者体内有很多激素水平下降,而且与中青年人相比,老年人口味更重,口重的人就容易多喝水,导致体内容量增加,血压升高。

2.为什么老年高血压患者与中青年高血压患者的用药不一样?

因为老年高血压与中青年高血压在发病原因和临床特点方面有所不同,所以两者在降压药物的选择方面也就不一样。中青年高血压患者以轻度高血压居多,大动脉弹性多无明显异常,外周阻力增加,因此其以舒张压升高为主,收缩压正常或仅轻度升高。此外,中青年高血压患者合并超重/肥胖及代谢异常比例高,同时更常见交感神经系统被过度激活,使某些能升高血压的激素分泌增多。但是,这些激素的活性随年龄增长呈下降趋势。多数中青年高血压患者并无明显症状,少数会有头晕、头痛等。因此,中青年高血压患者多选用不影响糖脂代谢、抑制交感神经活性的药物。老年高血压患者的特点为动脉硬化、血管弹性降低、血管容量增加,而且老年人对血压的自我调控能力下降,失去了正常的血压节律。总体来说,老年高血压多表现为收缩压显著升高,舒张压不高甚至偏低,容易发生心功能不全、心律失常及体位性低血压,常合并餐后低血压。此外,老年人常合并多种疾病,如冠心病、心力衰竭、糖尿病、高脂血症、脑血管疾病、呼吸道疾病、肾功能不全等，所以老年人选择降压药物时要综合考虑各种情况，治疗更需个体化。

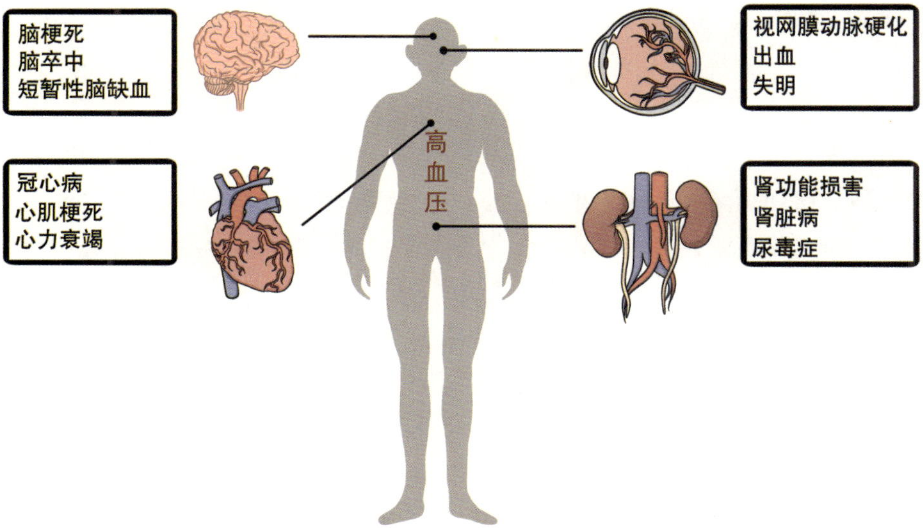

3.为什么老年人容易发生餐后低血压？

很多老年人可能都有过这种体验，在吃完饭之后就感觉头晕、乏力、恶心，这时候一测血压，发现血压偏低，原本的高血压也变成了低血压，这种现象其实就是餐后低血压。餐后低血压在老年人群中较为常见，尤其多见于心血管疾病、截瘫、糖尿病、帕金森病、多系统器官功能衰退、生活不能自理的老年人。

餐后低血压的发生与年龄增长相关，年龄的增长会导致血管弹性减退，血管内皮功能受损，心脏功能减退，交感神经受损，压力感受器敏感性下降，不能及时感知血压的变化，对血压调节能力减弱，因此很容易导致老年人群发生餐后低血压。

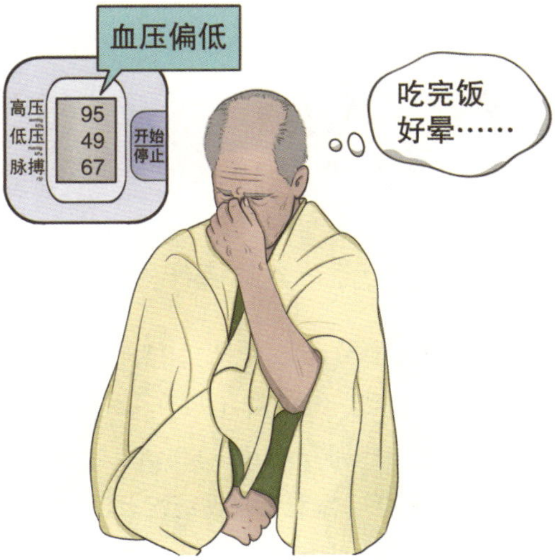

高糖饮食、大量进食、胃排空快也是导致餐后低血压的重要因素，主要是使胃肠部位的血管扩张，血液就滞留在胃肠部位

的血管里，不能回到心脏，也就不能从心脏泵到四肢及大脑，造成四肢及大脑血容量下降，引起血压下降。某些药物，如扩血管药物、利尿剂等也容易诱发餐后低血压。另外，体重指数低、消瘦的老年人更容易发生餐后低血压。

4.如何预防餐后低血压？

首先，可以通过改变一些生活习惯来预防餐后低血压的发生。其具体措施为：不吃过热的食物，食物温度在 40～45 ℃为宜；要注意混合饮食，不要单纯食用以淀粉或葡萄糖为主的高碳水食物作为早餐；建议少食多餐，每顿饭少吃一些，可以多吃几顿；餐后在沙发或椅子上多坐一会儿，5～10 分钟后再起立，进行适量低强度的活动；患有高血压的老年人要合理选择长效降压药，长效平稳控制血压，错开服药时间，尽量避免药物的药效达峰时间与餐后低血压时间重合。已经出现过餐后低血压症状的老年人，进食早餐前可以先喝一小杯凉开水，因为有研究发现，餐前饮水可以有效降低餐后低血压的发生风险。除此之外，还有一些其他注意事项，如不要长久站立，避免劳累，餐后不要突然改变体位，不要餐后立即洗澡，更不要长时间浸泡在热水里。另外，老年人平时应进行适当锻炼，增强机体的适应能力。

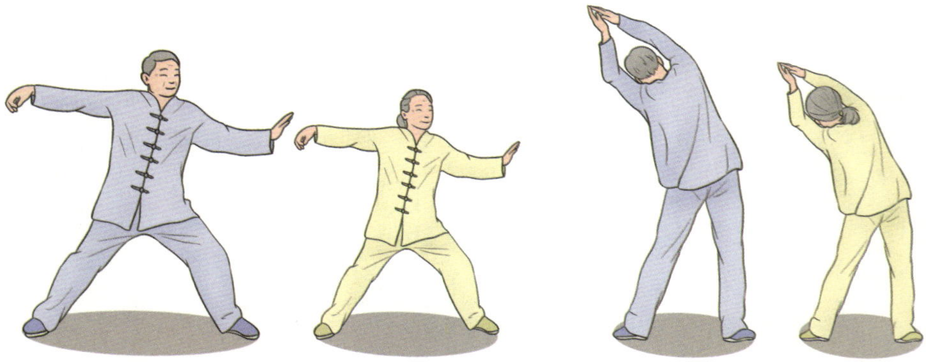

5.为什么老年人的降压治疗标准与其他人群不一样？

近年来，我国高血压防治指南及老年高血压诊治专家建议推荐，老年人降压治疗目标值如下：年龄超过 65 岁的患者，血压应降至 140/90 mmHg 以下，如能耐受，可进一步降至 130/80 mmHg 以下；年龄超过 80 岁的患者和虚弱的老年人，降压目标更应宽松，一般情况下不宜低于 130/60 mmHg；老年人高血压合并糖尿病、冠心病、心力衰竭和肾功能不全患者降压目标应低于 140/90 mmHg。

前文提到，老年高血压患者的动脉血管通常会有较严重的硬化和狭窄，尤其是血压长期没有得到较好控制的老年人，身体已经适应了较高的血压，在血压突然降低时，可能出现心、脑、肾等高灌注器官供血不足的情况。为了维持这些器官的正常功能，在不得已的情况下，只能选择较高的血压控制目标。此外，老年人由于生理机能减退，患高血压后容易引起心、脑、肾的并发症，如冠心病、心力衰竭、脑卒中、肾功能不全等。同时，老年高血压患者有时还合并其他慢性病，如糖尿病、高脂血症、慢性肺部疾病、肿瘤以及骨质疏松等。这些疾病的存在使得老年高血压患者的降压治疗方案要精心斟酌，兼顾各种疾病、所用药物的相互影响以及老年人的耐受性，采用从单个药物开始，逐步加量或多药联合治疗来达到要求。

6.为什么老年人的血压更容易在清晨升高?

老年人的血压容易在清晨升高的原因有很多:①晚上睡觉时，人处于安静状态，此时人体主要受迷走神经调控，表现为心率慢、血压低。清晨交感神经的兴奋性增加可引起心率加快，血压升高。②清晨血压升高还与动脉弹性有关，老年人动脉弹性很差，有些老年患者的血管不能根据身体的变化进行适应性的调节，如心率加快、血压升高时，血管不能有效扩张，这就会进一步加剧血压的升高。③很多老年高血压患者神经调节能力变差，不能够及时感知血压的变化，及时做出调节。④绝大多数老年人清晨高血压是因为血压管理不善，即所使用的降压药物无法真正控制 24 小时血压，降压药物多在早上服用，第二天清晨药效降低了，不能控制清晨的血压，使血压上升。⑤老年人夜尿多，起夜次数多，神经兴奋次数就增加，容易发生清晨高血压。

7.老年人该如何应对清晨高血压?

患者最好服用能够覆盖 24 小时的长效降压药物，如果一种药不能控制清晨高血压，还可以在睡前增加一种降压药物。由于每个患者的病情不一，如何用药，患者都应严格遵循医嘱，一般不要擅自选择药物或增减药量，更不能自行停药。老年人一定要保证充分睡眠，最好睡到自然醒，千万不要勉强自己早起，早晨醒来后最好先服药后再活动。同时，老年人醒来后不要着急起床，可以先给手脚做一下按摩，这样可以减缓交感神经的兴奋速度，保证血液循环通畅。时常看到公园里大清早就有很多老年人在晨练，但高血压患者更适合在上午 10 点后或傍晚进行锻炼，运动要掌握“适度、不累、坚持”的原则。此外，老年人晨起便秘也很危险，因为用力的一瞬间，血压会迅速升高，容易诱发心脏病、脑出血等。因此，老年人要养成按时排便的习惯，排便时不要太用力。容易激动、脾气暴躁的人平时血压就容易高，他们在清晨血压也更容易升高，所以老年人应该调整好心态，控制好情绪。老年人还要适量控制能量及食盐摄入量，降低脂肪和胆固醇的摄入水平，控制体重，采用低脂肪、低胆固醇、低钠、高维生素和适量补充蛋白质的饮食。

便秘导致血压升高

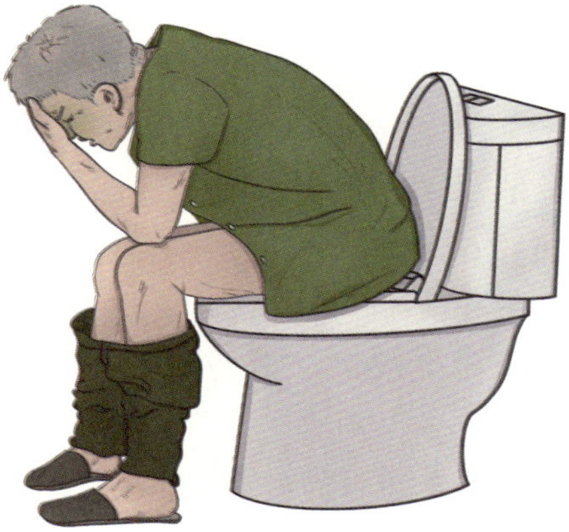

（吕豪）

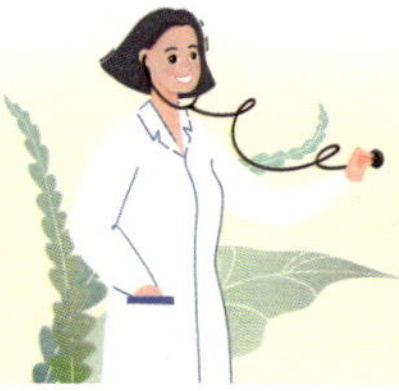

儿童高血压

1.儿童也会得高血压吗?

一提到高血压,大家都会想到老年人,但少数儿童也会发生高血压。儿童高血压是指 18 周岁以下的儿童与青少年发生的高血压,与成年人高血压多数为原发性高血压不同,其以有特定病因的继发性高血压为主,多数儿童表现为血压轻度升高,通常没有明显的症状。因为不同年龄段儿童血压的正常值不同,性别和身高也会影响血压,所以诊断儿童高血压要根据不同性别、年龄和身高的血压参照标准。因此,建议 3 岁以上的儿童每年体检时测量血压,由专业人士评估血压是否正常。

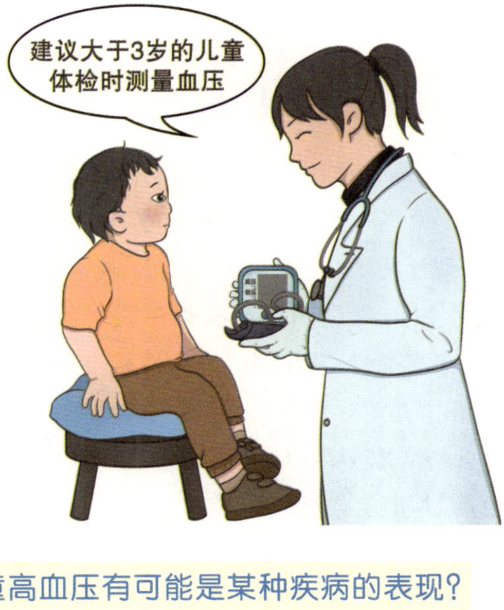

2.为什么儿童高血压有可能是某种疾病的表现?

儿童高血压常见的病因有肾脏疾病(如肾小球肾炎、肾病综合征、多囊肾等)、动脉狭窄(如主动脉缩窄、肾动脉狭窄)、内分泌系统疾病(如原发性醛固酮增多症、嗜铬细胞瘤、库欣综合征、甲状腺功能亢进等)、心血管疾病(如动脉导管未闭、主动脉缩窄等先天性心脏病)。这些导致高血压的疾病,除了本身疾病对应的症状以外,典型的表现就是高血压。例如,库欣综合征患儿除了典型的满月脸、水牛背及向心性肥胖的表现,还可能出现高血压。因此,当儿童出现高血压时,要警惕是否有其他身体异常,血压升高可能表示患有一些系统性疾病,要及时带孩子到医院进行相应的医学检查。

库欣综合征患儿

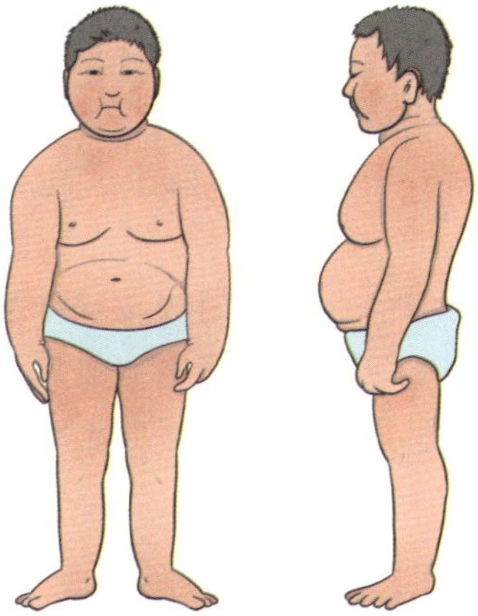

3.给儿童测量血压有哪些特殊的注意事项?

首先,测量儿童血压要选择尺寸合适的袖带,不同年龄段的儿童对应的袖带型号也是不一样的:①3～5岁儿童,袖带型号为SS,上臂围为12～18厘米;②6～11岁儿童,袖带型号为S,上臂围为18～22厘米;③超过12岁的儿童,袖带型号为M,上臂围为22～32厘米。选择袖带时要保证袖带的气囊围绕上臂周长的80%～100%,最佳袖带的直径应约为肩峰和鹰嘴之间的中点处手臂周长的40%。进行测量时,儿童一般取坐位,婴儿取仰卧位,测量时保持手臂与心脏处于同一水平线。通常,取仰卧位、坐位测量血压时保持3分钟,取站立位时保持1分钟,以避免测量所得血压值不准确。一般选取测量右上臂肱动脉血压。此外,对初次测量血压的儿童,应测量四肢的血压来排除主动脉狭窄的可能性,同时也要测量不同体位的血压来排除体位性高血压的可能。

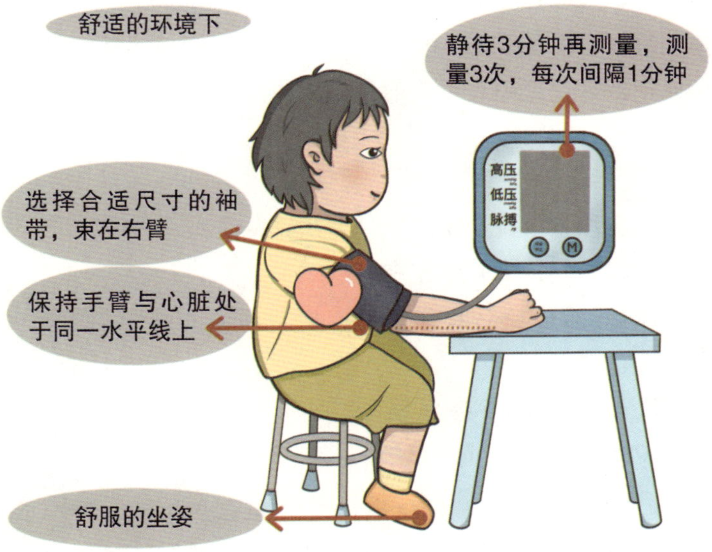

4.儿童高血压的诊断标准是什么？

不同年龄段儿童的高血压诊断标准是不同的，2023 年最新指南定义儿童正常血压及异常血压如下表所示。

儿童高血压的诊断标准

血压分类	小于 13 岁	超过 13 岁
血压正常	小于同性别、同年龄、同身高儿童的第 90 百分位数	小于 120/80 mmHg
血压升高	位于同性别、同年龄、同身高儿童的第 90～94 百分位数	收缩压 120～129 mmHg，舒张压小于 80 mmHg
1 级高血压	超过第 95 百分位数至第 95 百分位数＋11 mmHg	(130～139)/(80～90)mmHg
2 级高血压	超过第 95 百分位数＋12 mmHg	超过 140/90 mmHg

与此同时，共识认为 24 小时动态血压值的第 95 个百分位数也可作为儿童高血压诊断的阈值，超过上述诊断标准的可定义为儿童高血压，但是大多数患儿的临床症状并不明显，父母往往不能及时注意到。此外，我国 3～17 岁儿童青少年高血压筛查的简化公式标准为：①男性：收缩压超过 100＋2×年龄（单

位:mmHg)和(或)舒张压超过 65+年龄(单位:mmHg);②女性:收缩压超过 100+1.5×年龄(单位:mmHg)和(或)舒张压超过 65+年龄(单位:mmHg)。也可以应用此标准来快速筛查可疑的高血压儿童。

5.高血压患儿在生活上要注意哪些问题?

高血压患儿应注意保持健康的生活方式:

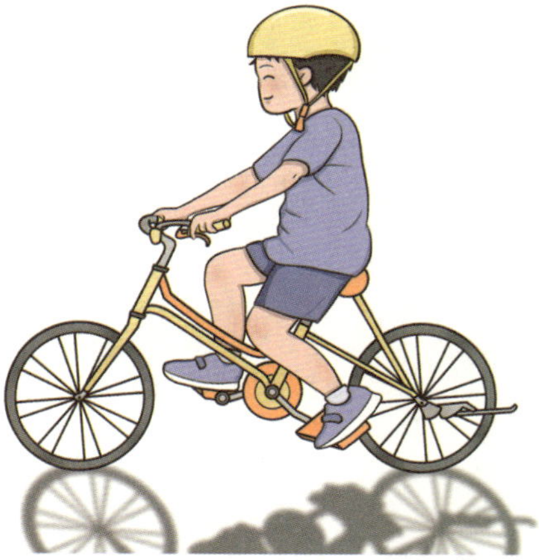

(1)应采取有针对性的饮食措施,对于肥胖的高血压患儿,应控制饮食量,减少糖(小于等于总热量的 5%)、油脂摄入,多吃新鲜水果、蔬菜和谷物食品,并控制盐的摄入(每日盐摄入量要小于 5 克,大概小于 1 个啤酒瓶盖的量)。

(2)每天要保证充足的睡眠时间,缓解焦虑、紧张的精神状态。

(3)父母要营造无烟环境,减少对患儿血压及身体健康的影响。

(4)加强体育锻炼,每天至少进行 60 分钟中等强度的活动(如慢跑、骑自行车或游泳);2 级高血压患儿应避免竞技性运动。

6.儿童高血压能不吃药吗?

当儿童患原发性高血压时,多数表现为血压轻度升高,临床症状不明显,并且长期服用降压药对于儿童的影响还不清楚。因此,对于患有原发性高血压的儿童,应首选非药物治疗,包括改善生活方式、进行体育锻炼、减肥等。如果在这些非药物治疗措施下 3~6 个月之后血压仍然没有下降趋势或者出现器官功能损伤,应及时进行药物治疗,对病情进行控制。当儿童患继发性高血压时,应在进行非药物治疗的同时给予降压药物控制血压,此外还应积极寻找引起继发性高血压的病因,对病因进行治疗,若病因祛除后血压恢复正常,就可以停药了。如果患儿出现高血压介导的心、脑、肾等器官损害,2 级高血压以及生活方式改变无反应,则应开始药物治疗。

7.为什么儿童高血压用药和成人不一样?

由于儿童还在生长发育期,各器官还未发育成熟,肝脏、肾脏的代谢能力也与成人不同，所以儿童用药和成人是不一样的。儿童高血压的用药原则是从小剂量、单一用药开始，同时要兼顾个体化用药原则，根据降压效果与血压水平变化来调整治疗方案，必要时可以使用多种药物降压。另外，给儿童用药时要考虑儿童的年龄、体重等，以计算药物用量。

目前，我国被批准的儿童降压药包括以下几种：

(1)ACEI类：其是最常使用的儿童降压药之一，被批准的儿童用药仅有卡托普利。

(2)利尿剂：被批准的儿童用药有氨苯蝶啶、氯噻酮、氢氯噻嗪、呋塞米。

(3)二氢吡啶类：被批准的儿童用药为氨氯地平。

(4)肾上腺素受体拮抗剂类：被批准的儿童用药有普萘洛尔、阿替洛尔及哌唑嗪。

(5)ARB类：目前尚无被批准的儿童用药。

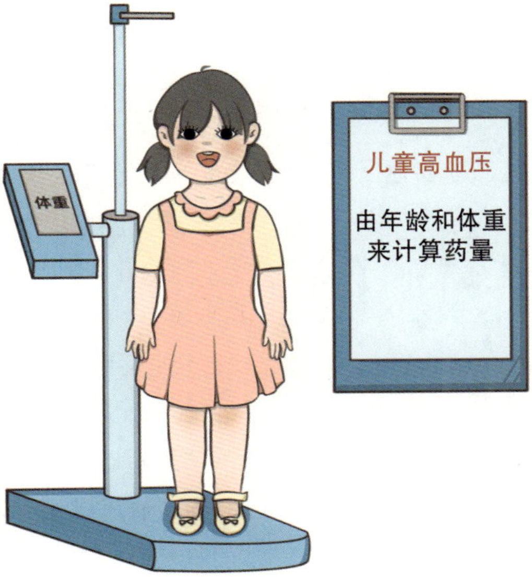

8.儿童高血压可以治愈吗?

大部分儿童高血压采取非药物治疗以及药物治疗进行干预后可以改善症状，延缓疾病进展。如果患儿为继发性高血压，当祛除病因后，部分患儿是可以治愈的。

（张哲）

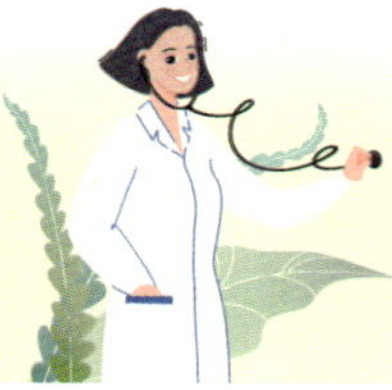

妊娠期高血压

1.什么是妊娠期高血压？

妊娠期高血压是一系列疾病，包括妊娠期高血压、子痫前期和子痫、妊娠合并慢性高血压及慢性高血压并发子痫前期，是妊娠期特发的疾病，严重威胁母婴健康。

简单来说，怀孕20周以后发生的高血压，若血压不算太高而且没有其他并发症，则是妊娠期高血压，属于病情相对较轻的类型；若合并其他并发症（如尿蛋白等）就是子痫前期，属于病情相对较重的类型；在子痫前期基础上发生抽搐，则为子痫，属于病情危重的情况，需要立即抢救。另外，如果孕前血压高或者怀孕20周之前发生血压高，但是孕期比较平稳，则为妊娠合并慢性高血压，属于病情相对较轻的类型；如果孕前血压高或怀孕20周之前发生血压高，孕期血压继续升高并且有其他并发症（如尿蛋白等），就是慢性高血压并发子痫前期，属于病情相对重的类型。

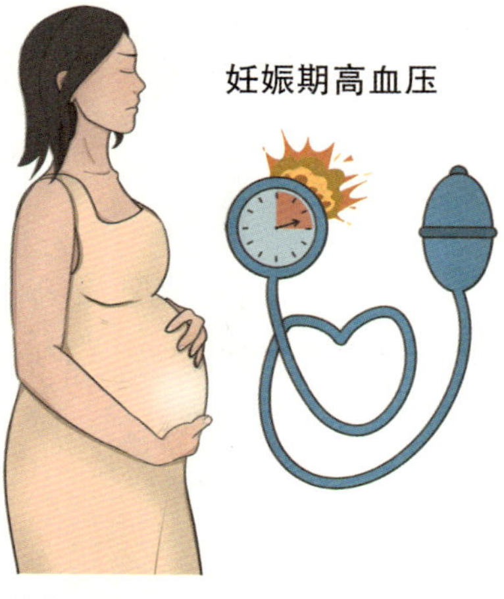

总之，大家应重视妊娠期高血压疾病，因为随着孕周的增加，疾病有逐渐加重的可能，只有早期发现、及时治疗，才能保障母婴安全。

2.为什么怀孕容易发生高血压？

从怀孕6～8周开始，孕妇体内血管中的液体量（血容量）会逐渐增加，怀孕32～34周时可达高峰。整个孕期，准妈妈体内血容量会增加40%～45%。为了适应这些增加的血容量，心脏需要增快工作速度（心率每分钟增加 10～15 次），才能把血液及时运送出去。再加上孕妇身体新陈代谢增加，心脏的负担随之加重，很多孕妇在怀孕晚期也会出现心动过速。另外，孕妇长时间仰卧时，增大的子宫压迫人体下半部分最大的静脉——下腔静脉，能引起回流到心脏的静脉血减少，导致仰卧位低血压综合征。还有些孕妇在怀孕前有心肌炎、先天性心脏病等病史，怀孕后由于心脏负担重，可能会导致心律失常、早搏出现。

为了保障胎儿供血、供氧，孕期血压也会适当升高，这样才能有利于胎盘血液循环。但是，过高的血压会带来危害。孕前有高血压病史的孕妇，怀孕期间血压可能会继续升高。还有些孕妇，怀孕前没有高血压，但是由于怀孕时一些特殊病理原因，如胎盘浅着床、胎盘缺血缺氧等，会发生全身小动脉痉挛，导致血压升高，甚至出现更严重的情况。

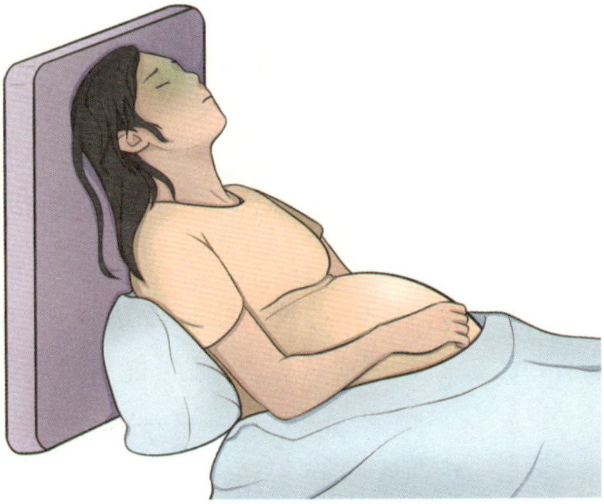

3.怀孕的哪个阶段容易发生高血压?

从妊娠期高血压的定义看，怀孕 20 周以后发生的高血压才称为妊娠期高血压。因此，妊娠期高血压患者一般在怀孕 4 个月左右开始有血压升高的情况，大部分发生在怀孕晚期，也就是 7 个月以后。但是，孕妇具体在哪个阶段血压开始升高因人而异。孕前、孕期尤其是怀孕 20 周左右、7 个月以后，要定期监测血压，及早发现、及时干预治疗，才是避免母婴损害的最好办法。

4.妊娠期高血压对孕妇有哪些危害?

妊娠期高血压与慢性高血压不同，除了血压升高外，还会在短期内导致其他器官损伤。首先，最常见的是肾脏功能受影响，出现尿量减少、尿蛋白，甚至

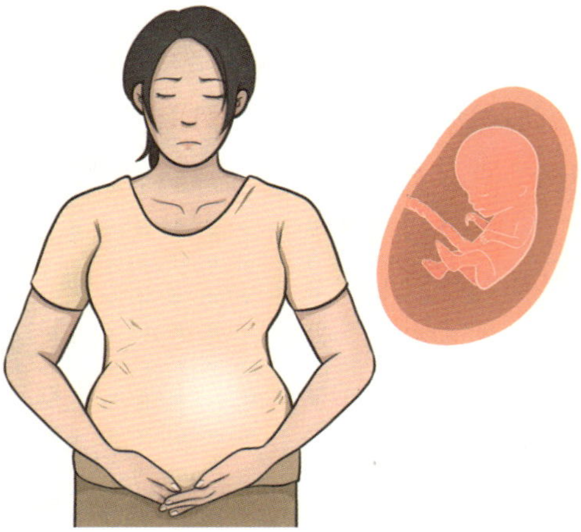

肾功能衰竭。其次，妊娠期高血压容易影响大脑，出现大脑缺血、水肿等情况，致使孕妇出现头晕、视物模糊、呕吐、抽搐等不适症状，严重时还会引起脑出血，造成昏迷。另外，有些妊娠期高血压患者还会出现肝脏出血，表现为上腹痛，严重的还会导致心脏损害，甚至出现心脏衰竭。

因此，一旦发生妊娠期高血压，一定要引起足够重视，早发现、早干预，不要因为不了解这个疾病，或者担心药物对胎儿有影响而耽误治疗。

5.怀孕时发生高血压对胎儿有哪些危害？

患有妊娠期高血压的孕妇会出现动脉血管痉挛，供应胎盘的血管也会痉挛，导致胎盘血流减少。血流减少意味着氧气和营养物质供应减少，使得胎盘的功能受限制，让腹中胎儿处于缺氧状态。长此以往，胎儿的生长发育会受到限制。产检时医生会告诉孕妇，胎儿生长的指标不达标，严重时有发生流产和死胎的可能。如果孕妇体内胎盘的血管破裂，还可能导致胎盘早剥、大出血等。

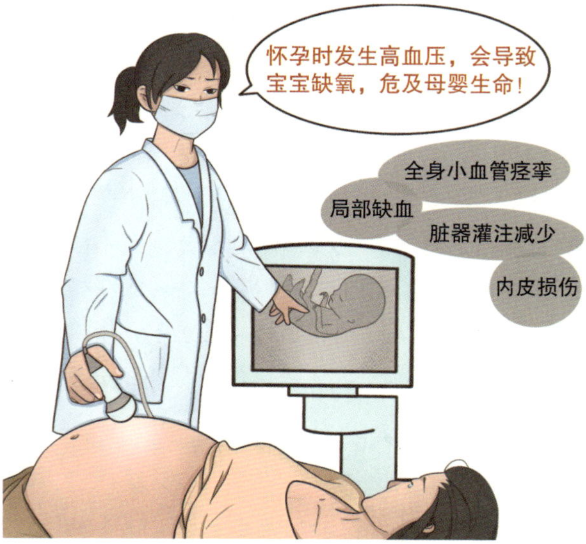

6.高血压患者可以怀孕吗?

对于女性高血压患者来说,如果想要怀孕,建议将血压控制在120/80 mmHg左右。另外,有些降压药物不能在妊娠期使用,所以高血压妇女在怀孕前,应根据医生建议更换为怀孕能用的降压药物。而且,更换降压药后会有一定的血压波动期,要等血压稳定后再考虑怀孕。

7.服用降压药期间怀孕了该怎么办?

怀孕后,不同发育阶段的胚胎或胎儿对药物的敏感性是不同的。受精后2周(即停经4周)是孕卵着床的时期,此时药物如果对胚胎有影响,会导致流产。受精后3～8周(即停经5～10周)是胚胎发育的关键时期,若受到药物损害,即可产生畸形,是致畸高度敏感期。受精后9周至足月,是胎儿各器官生长发育、功能完善的阶段,受药物影响较前减小。但此期神经系统、生殖器官和牙齿仍在继续分化,若用药不当仍可产生影响。

如果高血压女性在服用降压药期间意外怀孕,首先要确定是否保留这个胎儿。如果不保留胎儿,则要在血压控制良好的情况下,尽早结束妊娠,早孕期间不用停服降压药。如果想保留胎儿,则需尽快到医院完善早孕检查和身体评估,如果适合继续妊娠,需要尽快更换孕期可以使用的降压药。如果服用孕期禁用降压药,可根据上述胎儿发育期初步判断药物对胎儿的影响。当然,如果不能确定药物是否对胎儿产生影响,还需到专业医院进行评估咨询。

8.高血压患者孕前需要做什么检查?

高血压女性如果想要怀孕,需要了解身体是否能承受怀孕带来的高负荷。除了病毒系列检查、优生四项检查等常规备孕检查项目,还要额外关注以下检查:

(1)血常规:血红蛋白降低表示存在贫血情况,血红蛋白升高表示血液黏度增加,易有血栓形成(包括脑梗死)。

(2)肾功能:检查尿常规可发现是否有尿蛋白,检查血尿素氮和血肌酐可以评估肾功能。

(3)心功能:可以检查心电图,初步判断是否有左心室肥大、劳损或室性早搏等心律失常表现,还可以检测超声心动图看心脏结构和心室壁收缩、射血功能。

(4)眼底检查：长期高血压会对眼底血管、视网膜有影响，可以通过专业的眼科检查查看眼底病变情况。

(5)24 小时动态血压：一次血压不能反映整体血压水平，24 小时动态血压可以看出血压波动等情况。

(6)其他检查：血脂、血糖、尿酸等检查，可以辅助高血压患者的治疗，部分年轻或初发的高血压患者，孕前需排除继发性高血压。

总之，高血压患者想要怀孕，还应该在对各器官系统检查的基础上综合考虑，充分评估是否适合妊娠。不要盲目怀孕，也不要轻易因为高血压而放弃生育的权利。

9.高血压患者怀孕后应多久做一次检查？

高血压女性怀孕后，除了正常的孕检以外，要适当增加产检次数，保证每月至少 1 次。如果被诊断为子痫前期，需要每周进行 1 次甚至 2 次产前检查。如果孕妇怀孕前没有高血压，孕早期按照常规频次产检，发现血压轻度升高后，最好每日在家监测血压，有条件的孕妇可以行 24 小时动态血压监测。孕妇如果出现持续头痛、眼花、恶心、呕吐或身体水肿等症状，必须及时就诊。

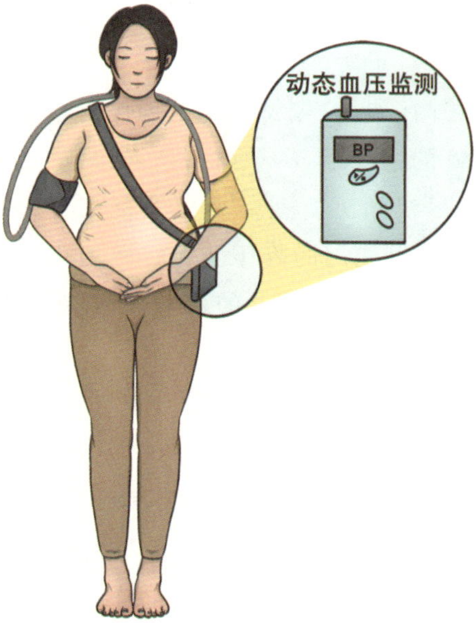

医生会根据孕产妇健康状况变化进行评估，并在《孕产妇保健手册》上标注评估结果和评估日期。在怀孕 28 周、34 周、37 周、住院临产前常规复评 1 次。如果孕妇被标记为“中危/高危”，一定要听从医生建议，按要求的频率产检。

10.妊娠期高血压患者会有哪些不适症状？

妊娠期高血压在初发时，可能没有任何不适症状，只是在产检时发现血压升高。如果病情比较轻，可能会出现轻度水肿、少许尿蛋白。日常检查水肿的办法是检查双下肢，轻度水肿常局限在脚踝部以下。蛋白尿的观察方法，就是看是否有泡沫尿，尿里如果有蛋白，就会产生泡沫。

如果没有及时发现、治疗妊娠期高血压，病情可能逐渐加重。这个阶段，高血压、水肿、蛋白尿的情况明显加重，但自身感受可能并无异常。孕妇的血压会处于不断升高的状态，一般不超过 160/110 mmHg，而且患者的蛋白尿以及水肿症状都会加重，有时还会头晕。

到了严重阶段，孕妇的血压会超过 160/110 mmHg，尿蛋白也越来越多，除了双下肢水肿，可能伴有腹水。这时患者会有头痛、眩晕、头胀、视觉模糊等症状，严重者还会出现呼吸急促、心慌、剧烈头痛、呕吐、视力减退等表现。如果患者没有及时得到救治，则会出现抽搐、神志丧失、昏迷等。这种情况在产前、产时或者产后都可能发生，对孕妇和胎儿的伤害极大。

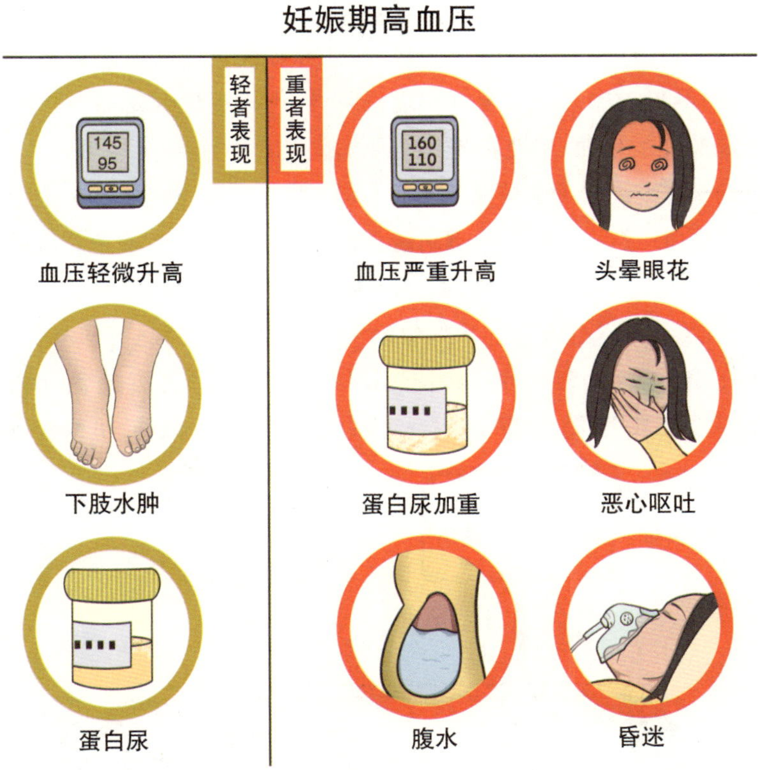

11.妊娠期高血压患者要做哪些检查?

怀孕后，孕妇会到指定的基层医疗机构建立《孕产妇保健手册》，医生会对首次建册的孕产妇进行妊娠风险筛查，必选项目有：①确定孕周；②孕妇基本情况、现病史、既往史、生育史、手术史、药物过敏史、夫妇双方家族史和遗传病史等；③量身高、体重、血压，进行常规体检及妇科检查等。建议项目有：血常规、血型、尿常规、血糖测定、心电图检查、肝肾功能，艾滋病、梅毒和乙肝筛查等。

如果是妊娠期高血压患者，除了上述检查项目，还需要做眼底功能、重要器官功能、凝血功能、血脂和血尿酸水平、尿蛋白定量等检查。另外，还有胎儿的特殊检查，包括胎儿电子监护，超声监测胎儿生长发育、羊水量，如怀疑胎儿生长受限或存在胎儿生长受限趋势，应严密动态监测。

12.妊娠期高血压患者应如何选择医院？

孕产妇管理有“五色预警”，分别是绿、黄、橙、红、紫。当孕妇到医院产检时，医生会对孕妇进行评估，评估结果会以彩色标签形式贴于《孕产妇保健手册》封面。绿色标签代表妊娠风险低，孕妇健康状况良好；黄色标签代表妊娠风险一般，孕妇有一些疾病但病情比较轻；橙色标签代表妊娠风险较高，有较严重的并发症，对孕妇和胎儿的安全有一定威胁；红色标签代表妊娠风险高，可能会危及孕妇和胎儿的生命；紫色标签代表孕妇患有传染性疾病。

轻度的妊娠期高血压会被贴上黄色标签，重度子痫前期会被贴上橙色标签，发生妊娠期高血压性心脏病等严重问题会被贴上红色标签。黄色标签的孕妇，应当在二级以上助产机构孕检和分娩，如有异常，应转到三级助产机构。橙色标签的孕妇，应当在县级以上危重孕产妇救治中心孕检，在三级医疗机构分娩。红色标签的孕妇，应尽快到三级医疗机构接受评估，以明确是否适宜继续妊娠。如适宜继续妊娠，应当在县级以上危重孕产妇救治中心孕检，在三级医疗机构住院分娩。

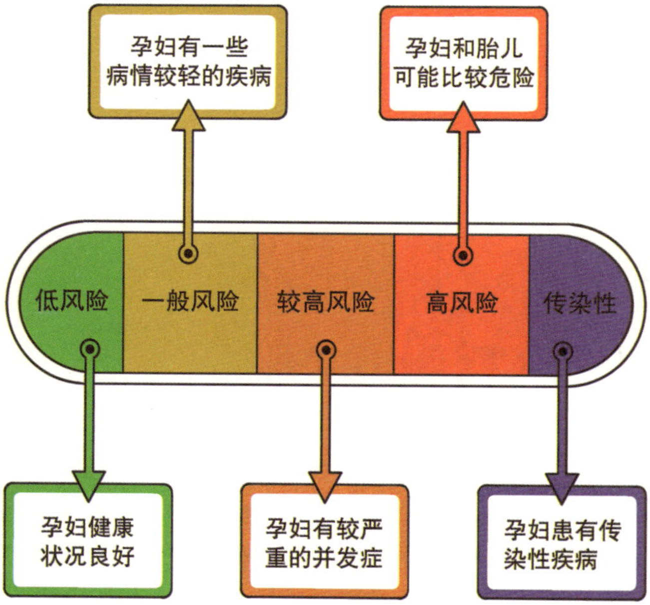

13.怀孕后发生高血压该如何选择降压药?

怀孕后初次发现高血压，若病情较轻，通常不使用降压药物，应注意休息，以侧卧位为宜，保证充足的睡眠，还要保证摄入充足的蛋白质和热量，并限制食盐摄入，还要每日监测血压。

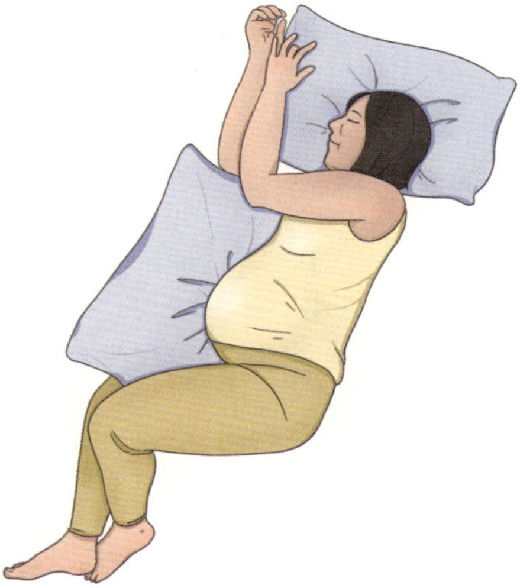

如果孕妇收缩压超过 160 mmHg 和(或)舒张压超过 110 mmHg，应进行降压治疗。初始降压一般以口服药为主，常用的降压药物有硝苯地平和拉贝洛尔。若孕妇未并发器官功能损伤，酌情将收缩压控制在 130～155 mmHg，舒张压控制在 80～105 mmHg；若孕妇并发器官功能损伤，则收缩压应控制在 130～139 mmHg，舒张压应控制在 80～89 mmHg；血压不可低于 130/80 mmHg，以保证胎盘供血充足。

有的孕妇发病突然、进展变化快，就需先用静脉类降压药，包括拉贝洛尔、尼莫地平、酚妥拉明、硝普钠等。子痫前期孕妇不主张常规应用利尿剂降压，仅当孕妇出现全身性水肿、肺水肿、脑水肿、肾功能不全、急性心力衰竭时，可酌情使用呋塞米等快速利尿剂。

14.除了降压药，妊娠期高血压患者还能再服其他药吗?

孕前和孕早期都要补充叶酸，那妊娠期高血压患者还能继续服用叶酸吗?答案是肯定的，补充叶酸可以预防胎儿发生神经管畸形，与高血压治疗并不冲突。有条件的话还可以补充复合维生素，增加多种维生素的摄入。另外，孕妇还应服用钙片，一般怀孕 6 个月时需要补钙，而且有研究表明，补钙对缓解子痫前期也有一定作用。孕期由于肠胃功能减弱，孕妇会出现便秘或腹泻的情况，如有需要，可服用益生菌、蒙脱石散等药物，这些都与降压药不冲突。

除了以上孕期常见的药物外，还有一些妊娠期高血压的辅助药也可与降压药一起服用。阿司匹林是妊娠期高血压的常用辅助药。怀孕以后，孕妇通常处于“高凝状态”，胎盘血管内容易形成血栓，从而导致胎儿缺血、缺氧，影响发育，而阿司匹林可以抑制血栓的形成。对存在子痫前期高危因素者，在妊娠早中期

（妊娠 12～16 周）应开始服用小剂量阿司匹林（50～100 mg），维持至孕 28 周。同样，低分子肝素也起到与阿司匹林类似的效果。

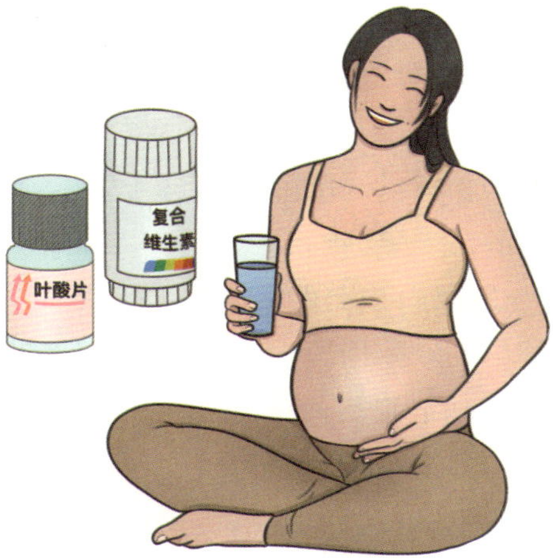

15.为什么血压高到一定程度需要终止妊娠？

若妊娠期高血压发展到重度子痫前期阶段，需要提前终止妊娠。终止妊娠是根治本病的唯一方法，可降低母婴死亡率。若发生子痫，随着孕妇抽搐时间的延长，胎儿缺氧程度将越来越重。发生子痫后，胎儿的生存将直接受到威胁，终止妊娠让胎儿娩出，可在母体外进行抢救。产科医生会根据这类患者的情况，在分娩前给孕妇使用促进胎儿肺成熟的药物。分娩后，新生儿科医生会根据早产儿的情况进行评分，对其实行不同方式的救治。随着医疗技术的发展，已经有较小孕周的早产儿抢救成功的先例。

早产儿

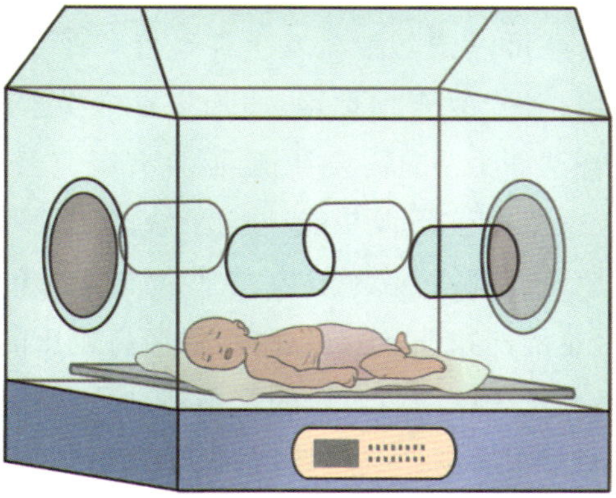

16.妊娠期高血压患者可以顺产吗?

病情较严重的高血压患者,最好采用剖宫产这一分娩方式,如果强行顺产,分娩时间长,需要产妇用力,会使病情恶化。子痫抽搐时,处于缺氧状态下的胎儿经过产道挤压会使新生儿窒息,因此在孕妇病情较重的情况下,顺产的新生儿窒息概率较剖宫产高。由于现代麻醉技术及手术技巧的提高,以及抗生素的广泛应用,剖宫产的安全性有了很大提高。为了母婴健康,对严重的妊娠期高血压孕妇,应放宽剖宫产的指征。

当然,不是所有妊娠期高血压都需要剖宫产。如果病情较轻,血压稳定,没有其他剖宫产指征,胎儿足月顺产也是有可能的。但是能否顺产还是要经过医生的专业评估和判断,生产时严密监测母亲和胎儿情况,才能确保母婴安全。

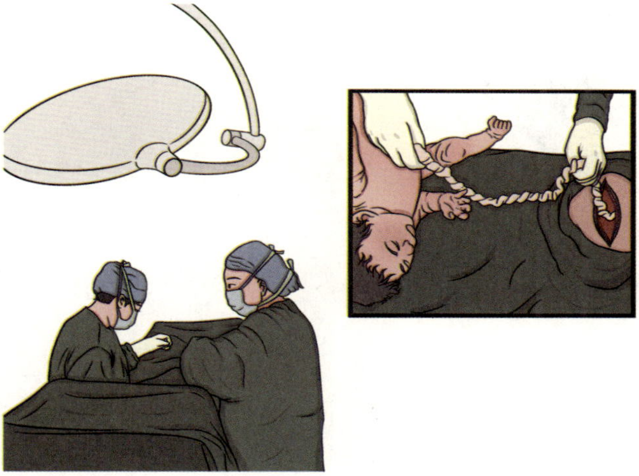

17.妊娠期高血压患者在饮食上应注意什么?

孕期能量摄入过多会导致体重过快增长,进一步增加患高血压疾病的风险,所以应该适当控制总能量摄入,以保证孕期体重合理增长。首先,要控制饱和脂肪酸及反式脂肪酸的摄入,尽量少摄入肥肉及禽类的皮等食物,用植物油代替动物油脂,动物内脏、鱿鱼等含胆固醇较高的食物亦应减少摄入。其次,妊娠期高血压会导致孕妇尿蛋白排出增加,孕妇需要适量进食优质蛋白,如蛋清、鱼禽瘦肉类及大豆制品。再次,适当增加钙、镁、锌的摄入量以降低妊娠期高血压疾病的发病率,深绿色蔬菜、豆制品、虾皮、小鱼等含钙、镁较为丰富。建议伴有高血压的孕妇还应补充维生素 D 或多做户外运动。最后,一般建议高血压孕妇每天食盐摄入量少于 6 克，少用酱油、蚝油，少吃或避免盐腌食品（如咸菜、咸鱼、咸肉、咸蛋等），每日摄入奶制品 500 毫升，选用脱脂或低脂牛奶。

另外，患者在产后由于体虚、消耗大，应给予高蛋白、高热量、高维生素、易消化的饮食。可采取少量多餐的方式进食，如摄入营养丰富的各种汤汁，避免辛辣刺激及油炸食品，多食新鲜蔬菜及水果，既利于身体恢复又利于泌乳。

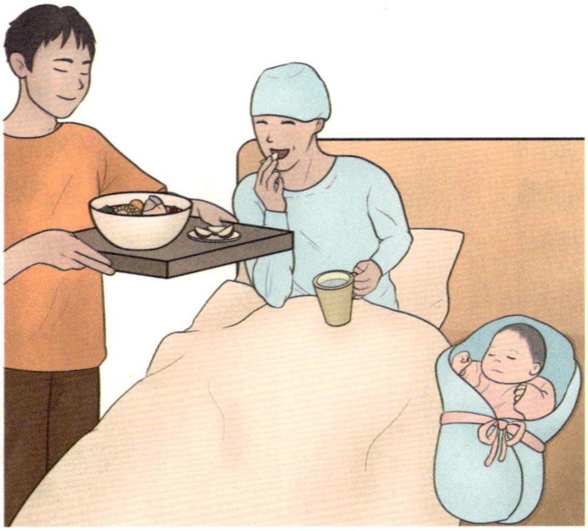

18.为什么妊娠期高血压患者在分娩后仍然需要治疗和观察？

虽然终止妊娠（即胎儿及胎盘的娩出）是治疗重度子痫前期的唯一办法，但并不意味着结束妊娠后疾病就能康复。在产后 48～72 小时甚至产后 1 周内，产妇发生肺水肿、急性肾功能不全、子痫、心脑血管意外等严重并发症的风险仍持续存在。因此，产后仍需进行严密监测及适当治疗。妊娠期高血压的产后治疗包括解痉、降压、利尿等，警惕产后出血、脑血管意外、心力衰竭等。另外，如果产后高血压持续超过 12 周，则说明患者有慢性高血压的可能，需要到高血压专科进行治疗。

19.妊娠期高血压患者产后能哺乳吗？

妊娠期高血压且产后病情仍然较重的患者应暂停母乳喂养，但要及时吸出分泌的乳汁，保持正常泌乳状态。家人要配合医生及时抚慰产妇焦虑的心情，待病情稳定后再开始哺乳。

如果产后血压仍高，产妇需要服用降压药，应该选择不影响哺乳的药物。根据哺乳期药物的安全性，可将药物分为5个等级：L1级是安全，L2级是比较安全，L3级是相对安全，L4级是有害，L5级是更加有害。L1～L3级药物是哺乳期可选择使用的药物，为了提高安全性，最好选择L1～L2级的药物。不过目前没有L1级降压药物，L2级降压药有拉贝洛尔、硝苯地平等。

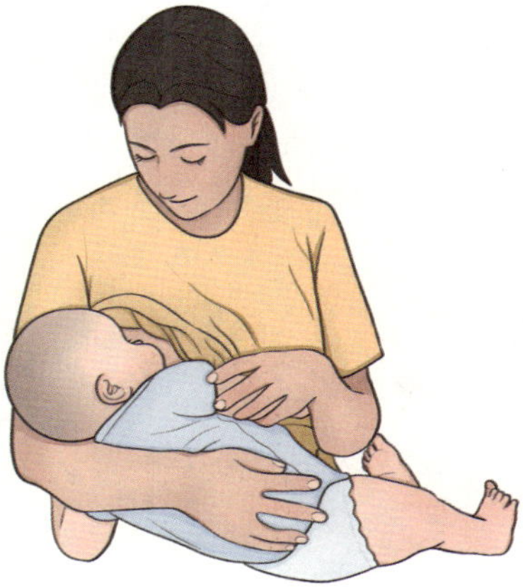

20.曾为妊娠期高血压患者，还能再次怀孕吗？

若患者之前在怀孕时发生过高血压，尤其是发生过子痫前期，再次妊娠时子痫前期的发病风险会明显增高。而且，前次妊娠发病孕周越早，下次妊娠再发率也越高。重度子痫前期尤其是早发型重度子痫前期的女性，再次妊娠时更易发生子痫、胎盘早剥、肾功能衰竭、心脑血管意外等严重并发症。

因此，患者在打算生育下一胎前，首先要评估血压及身体健康状况是否适合再次怀孕。若患者上一胎是剖宫产，也要间隔两年左右再考虑下一次妊娠。另外，再次妊娠时要更重视产检，一旦发现有再次发生高血压的迹象，要及早干预治疗。

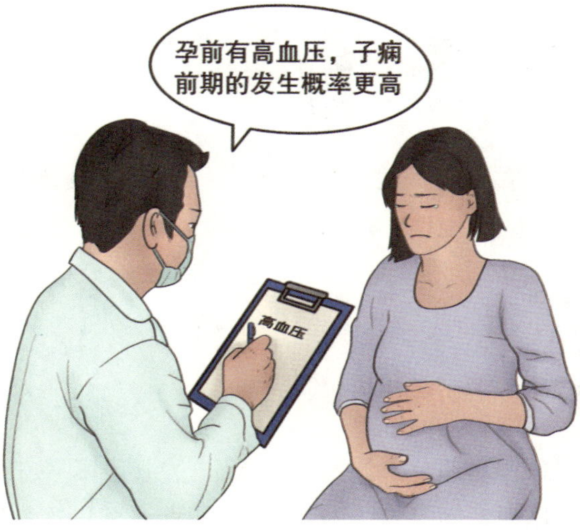

（贠琳）

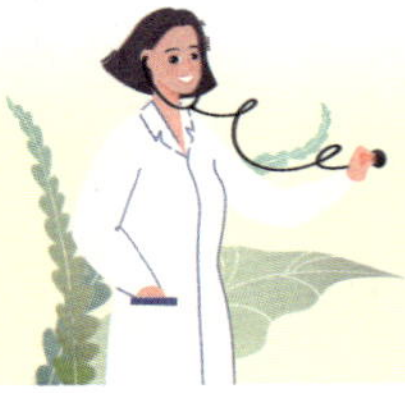

高血压伴脑卒中

1.什么是脑卒中?

大家常说的脑卒中包含两大类情况：一类是脑血管堵塞导致供应脑组织的血液减少或中断，从而引发缺血性脑卒中，这是因为长期高血压导致脑动脉粥样硬化、狭窄，粥样斑块破裂后导致急性血栓形成，相应供血范围局部或大面积脑组织坏死，脑部的小动脉闭塞性病变引起针尖样小范围梗死病灶，这在临床上称为腔隙性脑梗死；另一类是出血性脑卒中，由于脑血管破裂、血液外流到了它不该出现的血管外，使脑组织、中枢神经系统受到压迫，颅腔内的空间被血肿占据，导致颅内压力增高，发生头痛、呕吐，意识、情感、语言、肢体活动障碍等不同表现，甚至危及生命。长期高血压会使脑血管发生缺血与变性，形成微动脉瘤，微动脉瘤一旦破裂，就会发生脑出血，是一种比较危险的疾病，死亡率和致残率极高。

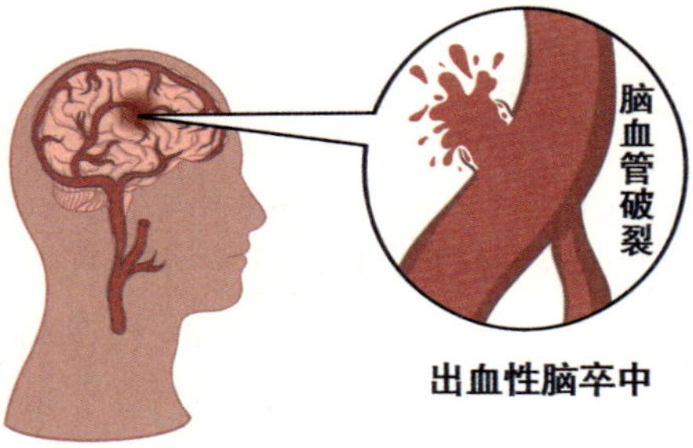

出血性脑卒中

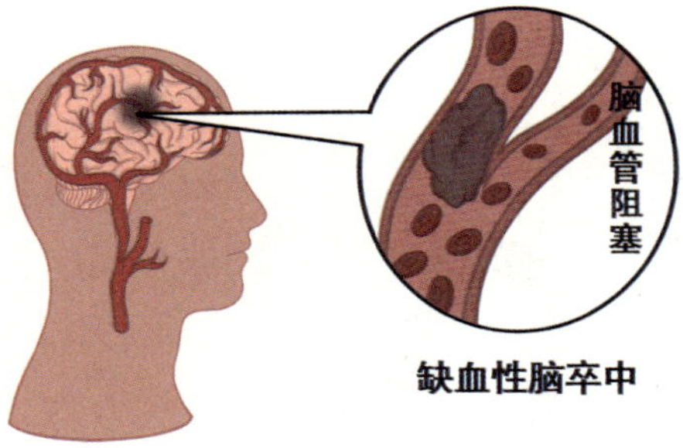

缺血性脑卒中

2.高血压与脑卒中有什么关系？哪些人容易发生脑卒中?

高血压使脑卒中发病的危险性增加 6 倍，高血压是脑卒中最重要和首位的原因。但除了高血压患者容易发生脑卒中外，以下人群也容易发生脑卒中：

（1）老年人：随着年龄增长，人的血管弹性降低、脆性增加，血管容易破裂，导致脑卒中。

(2)动脉粥样硬化:血管内长斑块,导致血管管道狭窄,血液在流过变细的血管时压力变大,容易使血管破裂;另外,血管变窄使通过的血液减少,脑细胞得不到足够的血液供给,出现缺血、缺氧,时间一长就可能出现脑卒中。

(3)脑血管瘤或畸形:脑血管瘤是指血管局部变薄出现局部扩张、瘤状突起,就像打满气的车胎上出现一块变薄的区域,这个区域由于已经向外凸起且管壁较薄,更容易破。

(4)有不良生活习惯(如吸烟、酗酒、情绪激动、长期熬夜、肥胖、不运动、乱用药物等)或同时存在其他疾病(如高脂血症、糖尿病、冠心病、血管炎性病变等)的人群。

3.高血压患者应怎样预防脑卒中的发生?

(1)针对高血压人群,避免发生脑卒中的首要任务是控制血压。日常生活中规律监测血压,及时调整用药,避免血压出现较大波动,尤其是晨起后血压,必要时监测 24 小时动态血压。

(2)保持良好的生活习惯:不吸烟且远离吸烟者,避免吸入二手烟。勿大量饮酒,偶可摄入少量红酒,如若血压较高或波动较大,建议戒酒。保持低盐低脂清淡饮食,多吃富含钾、磷、镁的食物,如香蕉、苹果、橙子、芹菜、洋葱、菠菜、毛豆等。不要过早、过急起床。睡醒后可先在床上简单活动下身体,站起后不要急于走动,可先在床边站立,伸展四肢数分钟。不要熬夜,保证充足的睡眠。温水洗漱,避免在严寒或酷暑天气进行户外活动。

(3)保持良好情绪:情绪激动易使血压骤升,发生脑卒中。

(4)适度锻炼:可揉搓面部、四肢等,促进血液循环;选择较舒缓平和的锻炼方式,如太极拳、老年健身操、散步等。

4.脑卒中有哪些前兆?

脑卒中的发生一般较急骤、突然,患者就诊时多数已明显影响日常生活。那么有哪些预兆可以给大家提供一些信号或者警示,让患者及早发现、及时就医,避免出现严重后果呢?当患者有下述情况时,应及时就医,避免出现严重后果:

(1)患者突然出现头痛、头晕、眼前发黑、一侧眼睛看不见或者不能上下左右活动,但数分钟或几小时后自行缓解。

(2)患者出现吐字不清,感觉舌头不受自己控制;或者突然说不出话来,或者明知道对方叫什么名字但就是叫不出来等情况。

(3)患者出现走路向一侧歪倒或没有障碍物自己却莫名其妙摔倒,双腿不受自己控制等情况,时间一般持续数分钟或数小时又自行恢复。

(4)一侧身体出现感觉异常,一侧面部、胳膊或下肢出现感觉不一样等情况,过数分钟又自行缓解,这都有可能是脑卒中发生的预兆。

5.患者发生脑卒中时,紧急情况下家属应该怎么做?

(1)不可在病因不明确的情况下慌乱吃药。

(2)保证空气流通,解开患者的衣领或腰带。

(3)患者取平卧位,脸朝向一侧,不可进食水等任何可能引起呛咳、窒息的东西。

(4)测血压。如若患者血压显著高于正常水平,考虑出血性脑卒中,可先适量口服降压药,冰毛巾冷敷颈部和额头,同时拨打"120"急救电话,紧急前往医院就诊。注意,在整个过程中,尽量不要大幅度搬动或转动患者的头部。

6.脑卒中有哪些后遗症?

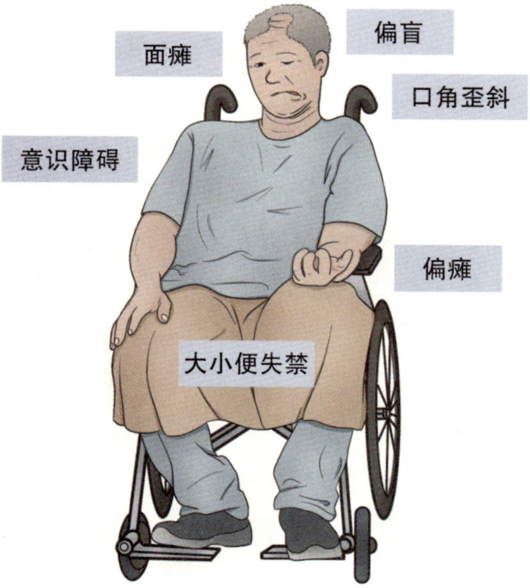

脑卒中常见的后遗症表现有:

(1)眼部:一侧眼睛不能闭合,长期或永久保持睁眼状态,可导致眼部感染、迎风流泪、视力下降,甚至失明。

(2)口角歪斜:说话吐字不清,喝水或进食较稀的食物时出现侧漏或呛咳。

(3)面瘫:一侧面部麻木,与另一侧面部感觉不一样。做表情时,一侧正常,另一侧面部僵硬,看不出表情变化,与另一侧形成明显对比。

(4)偏瘫:常指身体的一侧出现显著功能障碍,另一侧正常。常表现为一侧胳膊不能活动、一侧腿部不能活动、一侧上下肢皆不能活动。重者需长期卧床,可能丧失生活自理能力。

(5)大小便失禁:不能控制自己的大小便。身体一旦产生粪便或尿液就自行溢出,这是因为脑卒中导致控制排便、排尿的肌肉不能正常工作。

(6)意识障碍:出现不认识人、嗜睡、忘事、记忆减退等情况。

7.脑卒中患者的血压应控制在什么范围?

在脑卒中患者身体能耐受的情况下,尽可能维持较低的血压水平,一般不超过 130/80 mmHg。但如果患者出现头晕目眩、眼前发黑、胸闷、心慌等不适,则可能提示血压控制过低。同时,患者也要积极控制血糖、血脂等其他因素。若患者处于脑梗或脑出血的急性期,血压往往飙升,降压幅度、速度的控制是非常重要而且专业的问题。医生会根据脑卒中发病时间、出血或梗死程度,以及合并的其他疾病精细化管理患者血压,通常会在短期内使用静脉降压药来更快、更精准地控制血压。

8.什么是 H 型高血压?

因为同型半胱氨酸的英文首字母是 H,所以医学上将高血压+血中的同型半胱氨酸水平升高到超过 10 μmol/L 称为 H 型高血压。同型半胱氨酸升高是我国高血压患者的一个特点,约四分之三的高血压患者为 H 型高血压。H 型高血压患者发生脑卒中的概率比单纯只有高血压的患者要高。因此,H 型高血压既是我国预防脑卒中的重点,也是现阶段我国要管理的重大公共健康问题。

9.补充叶酸能预防脑卒中吗?

其实,人体中同型半胱氨酸水平升高主要与叶酸摄入不足相关,中国人群平均血浆叶酸水平明显低于美国,北方低于南方。叶酸不足的主要原因有:叶酸摄入不足或叶酸消化、吸收、分布、储存、代谢障碍。我国高血压人群中与叶酸代谢相关的基因突变率高,而导致叶酸水平较低。H 型高血压防治理念的提出为高血压患者的精准治疗提供了可能,有利于积极干预和治疗以防治脑卒中。医学上推荐同型半胱氨酸增高的高血压患者服用含 0.8 毫克叶酸的固定复方制剂降压药物,或单独补充叶酸,若血压控制不理想,也可联合使用其他种类的降压药物。

(林晶如)

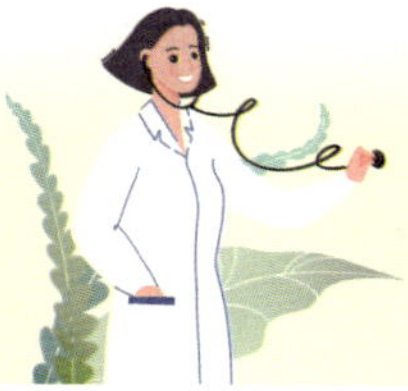

高血压伴冠心病

1.什么是冠心病?

冠心病的全称是冠状动脉粥样硬化性心脏病。通俗讲就是,给心脏供血的血管——冠状动脉里面长了斑块或管腔变窄,甚至因为斑块破裂,诱发血管局部急速发生血栓,使血流受阻或中断,心脏得不到足够的血液和氧气,心肌组织就会缺血、坏死,产生胸闷、胸痛等症状。

2.为什么高血压患者容易得冠心病?

首先,血压高容易对血管造成损伤,促使血管长斑块。其次,高血压与冠心病有相同的危险因素,也就是说容易患高血压的人也易得冠心病。大量医学证据已证实,高血压患者发生冠心病的概率是正常人群的 2～3 倍,而且血压升高越明显,得冠心病的风险越大。如果患者的高血压得不到有效控制,再加上高血脂、高血糖等危险因素的协同作用,就会促进冠状动脉粥样硬化的发生、发展。

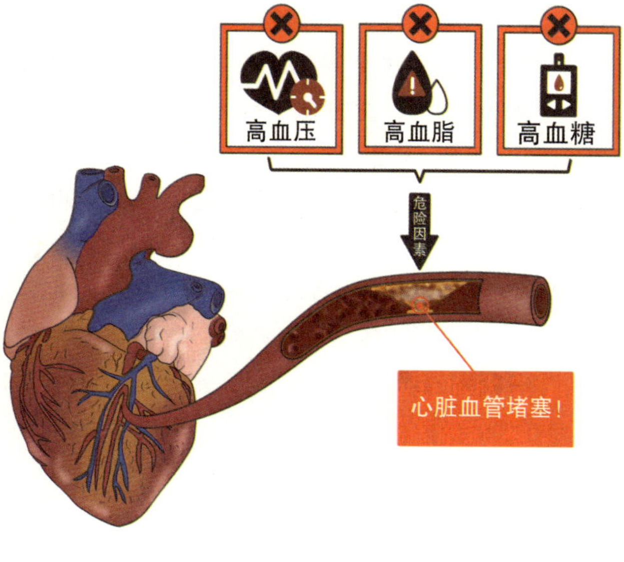

那么，我们来详细梳理一下高血压是如何一步步损伤冠状动脉，进而导致冠心病发生的：

第一步是破坏血管内膜：正常情况下血管里面的压力只有 120 mmHg，然而高血压患者的压力可以增高到 140 mmHg 以上，甚至会高达 200 mmHg。血管内膜在长期高压冲击下就会出现损伤。

第二步是形成动脉斑块：血管内膜一旦出现破损，血液中的胆固醇（尤其是低密度脂蛋白胆固醇）就会顺势沉积，长年累月形成动脉斑块。动脉斑块形成以后，会导致血管狭窄，进一步加速胆固醇的沉积，冠脉管腔狭窄进一步加重，若狭窄超过 50%，在一定诱因下可出现心绞痛症状。

第三步是斑块破裂：剧烈运动、情绪激动、体力劳动等情况下，造成血压骤升，对冠状动脉内壁的斑块形成剧烈冲击，诱发斑块破裂。破裂后的斑块，导致局部血栓形成，迅速堵塞血管，而导致心梗的发生。

因此，对于高血压患者，一定要遵从医嘱规范用药，严格控制血压，实现血压达标才能更好地防范冠心病、心肌梗死的风险，避免猝死。

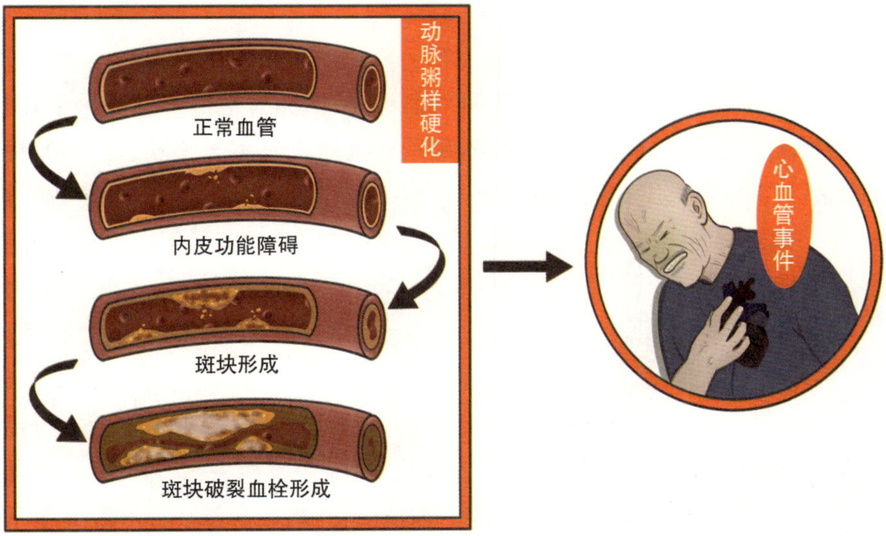

3.出现哪些情况时需警惕冠心病?

若患者时常感到胸闷、胸痛、气短、心悸等，特别是老年人在活动过程中出现上述情况，休息数分钟后又自行缓解，这种情况要引起重视。大多数人认为冠心病的表现就是胸闷、胸痛，殊不知还有一些不常见表现也可能提示得了冠心病，比如活动时出现背部疼痛、左侧或双侧胳膊放射性疼痛，活动时嗓子或胸骨后面感觉“辣辣的”，出现被烟呛了的感觉，以及与活动相关的牙痛，下颌、脖颈部紧缩感、酸痛，全身突然无力，上腹痛等都有可能是冠心病的表现。若患者反复出现上述情况且与活动有明显关系，需要及时到医院就诊。

4.为什么年轻人也会得冠心病？

吸烟易得冠心病

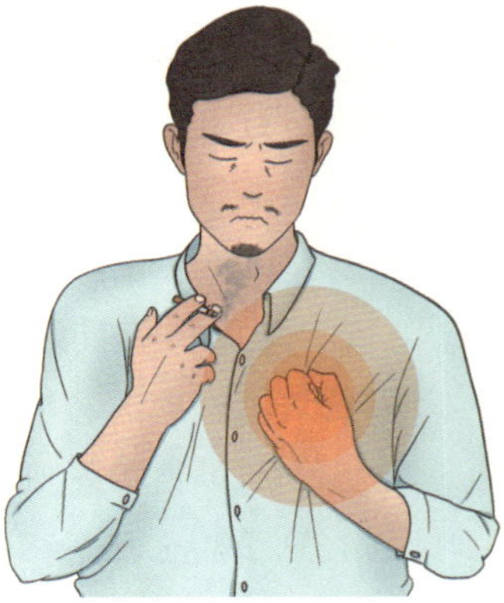

近年来，冠心病发病年龄趋于年轻化，不再是老年人的专属。很多年轻人因为一些不良因素，如吸烟、酗酒、劳累、熬夜、精神压力大等导致过早罹患冠心病，甚至不得已为救命而放了心脏支架。另外，由于情绪激动或过度劳累，年轻人更易出现血管痉挛，导致血流不畅或中断，从而出现心肌梗死，危及生命。因此，年轻人更应保持良好的生活习惯，积极参加体育运动并规律锻炼，避免得冠心病。

5.得了冠心病该怎么办？

首先需要明确，冠心病是一种不可治愈的慢性病，一旦出现便会长期存在。我们要做的是使冠心病处于稳定状态，延缓其进展或者预防突发急性心肌梗死等事件发生。冠心病患者应做到以下几点：①规律服药：不可自行停药或调药。很多患者感觉症状缓解后就自行停药，导致疾病进展，这其实是很危险的做法。②定期复查：一旦得了冠心病，就需要定期复查，监测血脂、血糖、血压、心电图等；特别是在口服某些药物后，需要抽血化验相关指标。③关注自身病情变化：观察自身是否出现其他不适或症状出现的频率是否增加或加重。④随身携带急救药物、通信工具及家人联系方式，避免出现紧急情况时得不到及时救助。

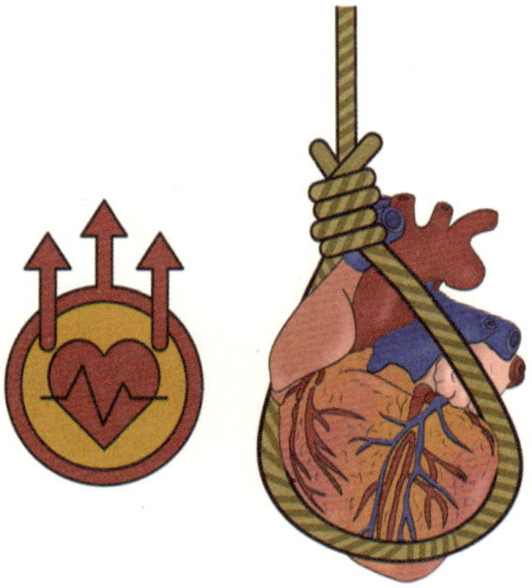

心绞痛时血压升高

6.突发心绞痛该怎么办?

突发心绞时应保持冷静,切勿急躁,深呼吸有助于稳定情绪,缓解缺氧。应迅速采取下列措施:

(1)停止一切活动,原地休息,可解开领口或腰带,保证空气流通、呼吸顺畅。

(2)可舌下含服速效救心丸或硝酸甘油,有条件者可吸氧;如若能明确是心绞痛发作且无其他出血情况,可先口服阿司匹林,等待救援。

(3)如若症状稍有缓解,可在家人陪同下尽快前往医院就诊;如若病情严重,无减轻表现,可拨打“120”急救电话。切勿在心绞痛发作时继续活动,以免加重病情,出现严重后果。

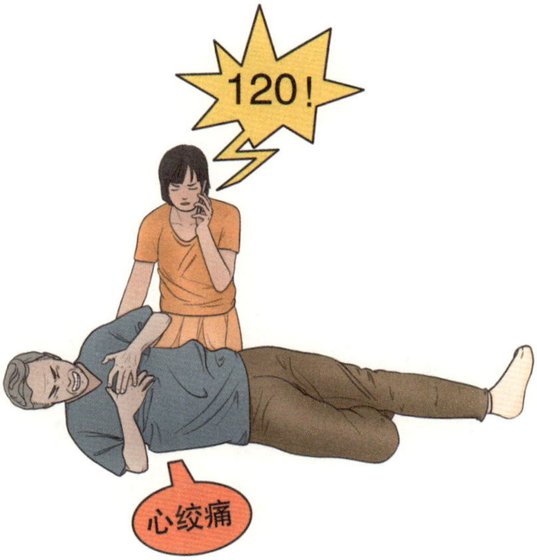

7.为什么有些高血压患者在心肌梗死后血压反而降低了?

有些高血压患者发生心肌梗死后血压反而不高了,甚至不需要吃降压药,血压也基本正常了,这是为什么呢?这往往是因为心肌梗死后心肌细胞受到损伤,使心脏往外泵血的功能下降,血管里面的总体血流量较前下降,对血管的压力下降,使血压较前降低。另外,心肌梗死后,机体会分泌一些血管活性物质,在一定程度上扩张小血管,使小血管管径变大,这样血液对血管的冲击力变小,血压也会降低。好比给庄稼浇水时,发动机动力下降了,抽出来的水少了;把水渠拓宽了,同样多的水在流过拓宽了的水渠时水流就变缓了。当然,还有一些患者在心梗急性期后出现进食变差、出汗多、合并用影响血压的扩血管药物等情况也可使血压下降。

8.为什么冠心病患者在心绞痛发作时血压往往会升高?

有过心绞痛经历的人会发现,胸痛发作时血压就会升高,心绞痛缓解后血压会慢慢回到平时的状态。这是为什么呢?首先,心绞痛发作时,患者处于紧张焦虑状态,人在应激状态时血压往往会升高;其次,疼痛刺激使机体分泌儿茶酚胺类物质,这些物质会使人心率增加、血压升高。另外,心绞痛发作时,心肌细胞处于缺血缺氧状态,为得到更多的血液、氧气供应,心脏会更用力和快速跳动,结果使血压进一步升高。

(林晶如)

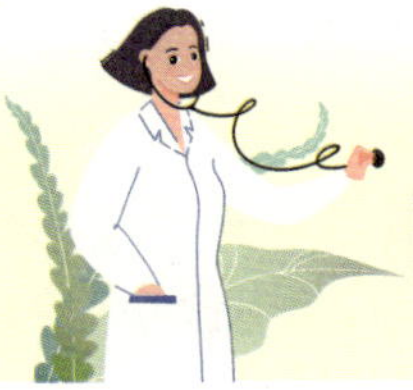

高血压合并心力衰竭

1.什么是心力衰竭?

心脏就是我们生命的发动机，靠它不停跳动来保持血液在身体内的流动，维持生命的存在。心力衰竭是指心脏这台发动机出现了故障，如冠心病、心肌缺血、心肌炎、先天性心脏病等，导致心脏向外泵血的功能下降。心脏本该为全身脏器提供充足的新鲜血液和氧气，但发生心力衰竭后就不能满足身体的需求了。

2.心力衰竭有哪些早期表现?

心脏不易被打垮，它有一定的储备功能。在心力衰竭早期一般表现不明显，直到心脏功能下降，超出其储备程度后才会有明显表现，常见以下几点：

（1）患者往往会感到乏力、疲惫、胸闷、憋气，感觉胸口像压了一块大石头。

（2）呼吸困难：尤其在患者活动时症状更明显，觉得活动量大不如从前，或在睡觉时憋醒，坐起后减轻；感觉枕高的枕头才舒服，枕头矮了会憋气。

（3）活动耐力下降：原来可以一口气走下来的路程需要中途休息才可完成。

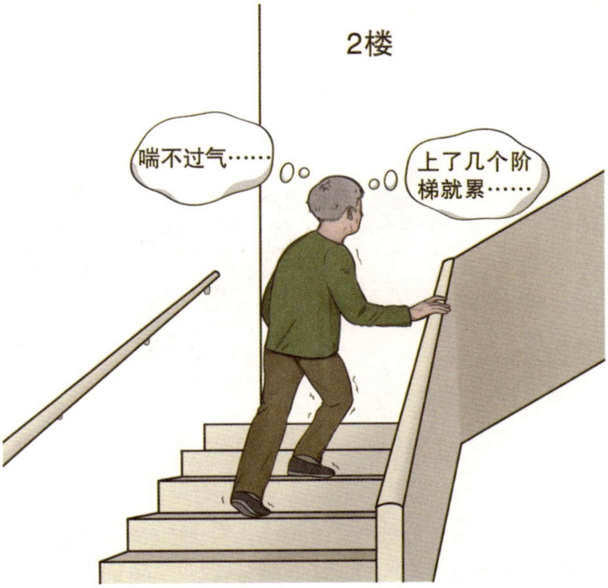

(4)下肢水肿：一般先从脚开始，自下而上，逐渐加重。

(5)头晕、乏力、食欲减退等，腿像灌了铅一样迈不动，没力气。

(6)干咳、咳血痰：晚上躺下后咳嗽加重，坐起后减轻，或咳出粉红色泡沫样痰。

一旦出现上述情况，就意味着心脏功能降低，心力衰竭发生，应尽早就医，行进一步系统诊疗，否则生活质量会受到影响，甚至危及生命。

3.为什么高血压患者容易出现心力衰竭?

在我国，高血压是导致心力衰竭的常见原因。由于高血压长期未能控制，心脏如要泵出相同量的血液，需要更强的收缩力量。长此以往，超负荷工作势必导致心肌变肥厚，心腔体积增加，来进行能力补偿(代偿期)。但这种被激发的功能是有限的，久而久之，心脏不能完全克服阻力，导致心脏射血量下降，逐渐出现心脏扩大和心脏收缩无力，泵血功能下降，像失去了弹性的皮囊，最后发生心力衰竭。

这一过程就好比马拉车，由于车上的货物过重，马需要更大的力量才能拉动马车，随着时间的延长，马的体力开始下降，出现气喘、拉不动等情况。另外，高血压患者容易合并冠状动脉粥样硬化和心脏微血管病变，这种血管病变导致冠脉供血量减少，而心脏为了克服血管阻力，需要更多的能量与氧气，这种供需关系的失衡会造成患者心脏缺血，也是导致患者心脏功能下降的原因之一。

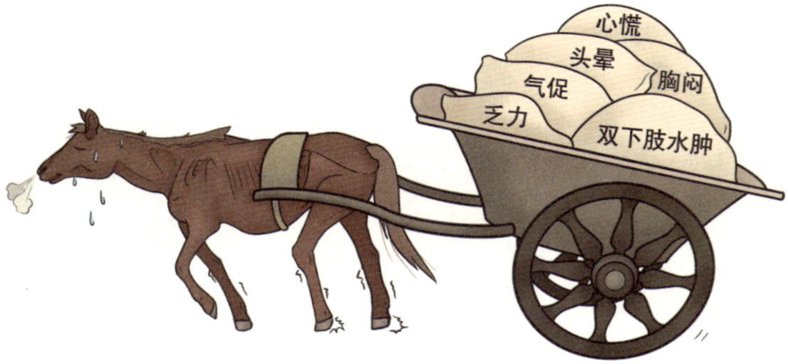

4.为什么得了心力衰竭后，血压反而降低了?

这是因为心力衰竭后心脏泵血功能下降，向外泵出去的血液量减少，导致血管里的血液减少，血压下降。因此，高血压患者得了心力衰竭后发现血压降低，这未必是好事，需要明确血压下降的原因是否为心力衰竭加重，及时治疗。

5.高血压患者出现心力衰竭后为何不能用硝苯地平?

硝苯地平属于钙通道阻滞剂，可降低心肌收缩力，使原本收缩力下降的心脏进一步恶化，加重心力衰竭。不仅是硝苯地平，当高血压患者出现明显心力衰竭后，应慎用或禁用所有钙通道阻滞剂。

6.高血压患者出现心力衰竭后应该注意什么?

高血压患者出现心力衰竭后，应注意以下几点：

(1)限制水、盐的摄入量：因为水摄入量过多，会加重心脏负担，诱使心力衰竭加重；另外，饮食过咸、盐摄入量过多会使体内水分蓄积，不易排出，同样会加重心脏负担。

(2)规律服药：遵医嘱规律服药，不可因症状缓解而贸然停药或调药。

(3)适度活动：出现心力衰竭后，心脏活动耐力下降，原本可耐受的活动可能不再适用，此时需根据自身情况重新选择合适的锻炼强度，以免出现急性心力衰竭。

(4)紧急情况：如若出现急性心力衰竭，如突发胸闷、憋喘、呼吸困难、咳粉红色泡沫样痰等，如有条件可给予吸氧，并使患者坐起，双下肢下垂，血压正常情况下可给予利尿剂口服，还要及时拨打“120”急救电话等待救援。

（林晶如）

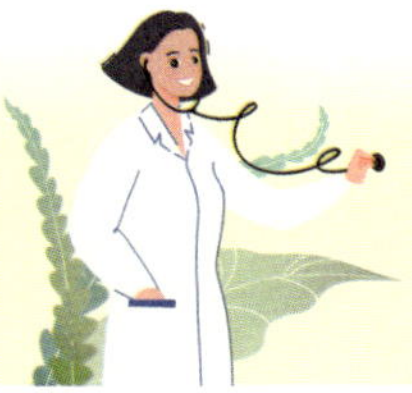

高血压伴慢性肾脏疾病

1.高血压患者为什么容易伴发慢性肾脏疾病?

肾脏不好的人血压往往很高，长期高血压患者的肾脏功能会下降，两者如影随形。那高血压为什么会容易伴发慢性肾脏疾病呢？

首先，高血压时动脉血管内压力升高，过高的压力非常容易导致肾脏血管的损伤。肾脏是过滤血液、排除身体代谢废物并产生尿液的地方，负责过滤血液的地方叫肾小球，单侧肾脏约有 100 万个肾小球，每个肾小球由数十条非常细小的毛细血管构成，毛细血管的管壁就是过滤膜。而高血压会造成肾小球内压力升高，使肾小球内毛细血管硬化，久而久之就会导致肾脏功能障碍。其次，随着血压的升高，身体内神经内分泌激活，产生对肾脏有害的物质，也会对肾脏的结构造成损伤。

另外，正常肾小球毛细血管滤过膜如同筛子，对流经肾脏的物质进行筛查、滤过，筛孔可以防止大分子物质如蛋白滤出，所以正常人尿液中测不到蛋白质。如果高血压没有得到及时有效控制，随着疾病的进展，肾小球受到损害，蛋白质漏出，尿液中就会出现蛋白质成分(蛋白尿)。而长期大量的蛋白尿会造成肾脏纤维化，使得肾功能越来越差，最终进展为终末期肾病。

高血压长久控制不佳造成肾脏结构破坏，难以逆转，这也是导致高血压患者肾功能减退，有些患者最终要靠血液透析(肾脏替代治疗)、肾移植才能生存的主要原因。因此，高血压患者要定期检查肾脏功能，肾脏病患者也要时常注意血压的变化。

2.高血压伴慢性肾脏疾病会有什么样的临床表现?

高血压伴慢性肾脏疾病往往比较隐蔽，多数患者在发病早期没有典型症状。长期患有高血压并且血压水平高、控制不良者需警惕高血压肾病的发生和进展。那么,哪些迹象会提示出现了肾损害呢?

(1)高血压患者如果出现夜间小便次数增多、尿量增多,往往提示肾脏功能减退。

(2)如果发现尿中泡沫增多,大多提示患者存在蛋白尿,尿液颜色发红则提示存在血尿。

(3)如果出现尿少、颜面水肿、双下肢浮肿等明显症状,可能提示患者已发展为终末期肾病。

若能尽早发现高血压肾病并及时治疗,则可以有效延缓疾病的发展进程。因此,建议高血压患者规律服用降压药物,严格控制血压,并定期监测尿蛋白、血尿素氮、血肌酐、肾小球滤过率等指标来评估肾功能情况,发现上述肾脏受损迹象应立即就医。

3.肾性高血压与高血压肾病是一回事吗?

肾性高血压是指由肾脏疾病所致的高血压,可分为肾实质性高血压和肾血管性高血压。相比高血压肾病,肾性高血压的特点有:血压急剧升高,眼底出血、渗出;易进展为恶性高血压;心血管并发症发生率高;病情较重,预后较差。

高血压肾病通常指由原发性高血压导致的肾脏小动脉或肾实质损害。临床表现主要为蛋白尿和肌酐升高,大部分患者为微量白蛋白尿。

所以说这两者并不相同,一个是肾脏疾病导致的高血压,另一个是高血压导致了肾脏损害。因此,高血压和肾脏疾病可以互为因果,无论是高血压导致了肾损害,还是肾脏疾病导致了高血压,都要积极控制血压,治疗病因,保护肾脏。

4.高血压伴慢性肾脏疾病患者的降压标准是多少?

对于高血压伴慢性肾脏疾病患者,医学上建议,只要收缩压超过 140 mmHg 或舒张压超过 90 mmHg 时就要开始吃药控制。降压到多少更有利要看肾损害的严重程度,一般高血压人群血压需控制在 140/90 mmHg 以下;如果已经出现肾功能损害表现,则要在患者能够耐受的情况下,力争将血压长期控制到 130/80 mmHg 以下;对于 65 岁以上的患者,可适当放宽降压目标。

5.高血压伴慢性肾脏疾病患者应该选择哪些降压药物?

对于高血压伴慢性肾脏疾病患者来说,选择降压药物既要看降压效果,又要兼顾保护肾脏;既要看降尿蛋白的效果,还要看血液化验检查肌酐水平的变化。这些都是专业医生要考虑的问题，因此药物选择要听从医生的建议。一般来说，ACEI/ARB、钙离子拮抗剂、α 受体阻滞剂、β 受体阻滞剂、利尿剂都可以作为高血压伴慢性肾脏疾病治疗开始时选择的药物。ACEI 或 ARB 类药物不但具有降压作用，还能降低蛋白尿、延缓肾功能减退。

6.高血压伴慢性肾脏疾病患者在降压治疗过程中应注意哪些问题？

高血压伴慢性肾脏疾病患者服用降压药后需要监测血压、肾功能指标，主要是看用药前后肌酐、血钾的变化。对于初次使用 ACEI 或 ARB 的患者，一定要在用药前和用药后 2～3 周分别做肾功能检测，由专业医生来判断是否可以继续用药或调整药物。

7.透析阶段的高血压患者该如何进行降压治疗？

血液透析是慢性肾脏疾病终末期首选的肾脏替代治疗手段，但由于血液透析高血压患者的特殊性，降压药物的选择及注意事项或与普通患者不同。血液透析患者用药的特殊性在于需考虑每种药物的作用机制，如利尿剂对终末期肾病患者的血压控制是无效的。另外，降压药的服药时间要避开透析过程中的血容量骤减阶段，以免发生严重的低血压。降压药物的剂量需考虑到透析带来的血流动力学变化，以及透析对药物的清除情况。透析前或诊室测量的血压并不能很好地反映透析患者的真实血压，建议患者进行家庭自测。透析患者血压的变化不宜过大，透析后收缩压应在 120～140 mmHg。

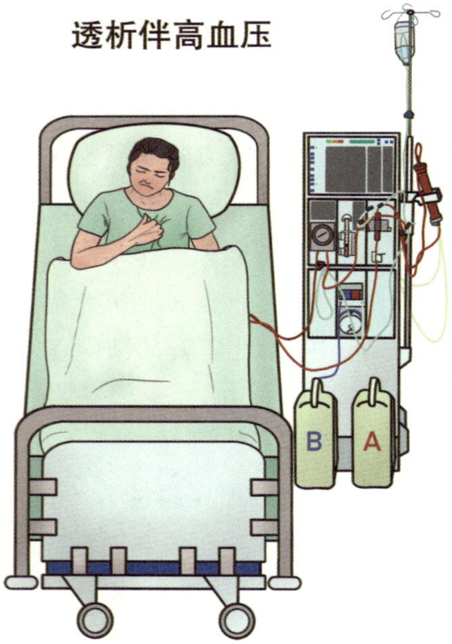

8.高血压伴慢性肾脏疾病患者在生活上应该注意哪些问题？

（1）定时监测并严格控制血压：预防高血压肾病病情进展的根本仍然是严格控制血压，建议高血压伴慢性肾脏疾病患者按照医嘱规律口服降压药物，不可擅自停药、减药，否则造成的血压波动会引发更为严重的、不可逆的肾脏损伤。在用药过程中应注意监测血压水平，并将血压的控制情况定期反馈给医生作为参考，以便在有需要时指导用药方案的调整。

(2)改善饮食习惯及生活方式：饮食宜清淡，少吃咸食，每人每日摄盐量为2～3克。限制脂肪的摄入量，尤其是动物性脂肪。少吃甜食，甜食含糖量高，可在体内转化成脂肪，容易促造成脉硬化。为了延缓慢性肾脏病的进展，患者必须控制蛋白质的摄入量，进行低蛋白饮食。但是，为了避免营养不良，需要在低蛋白饮食的条件下食用优质蛋白，如肉、蛋、奶。

(3)戒烟酒：高血压肾病患者应戒烟酒，因为烟酒的摄入会加重肾脏损害。

（蒋蓉）

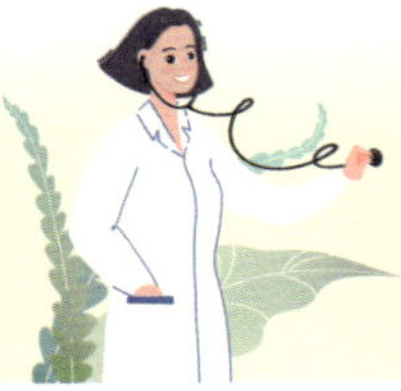

高血压合并糖尿病

1.高血压和糖尿病有什么关系吗?

为什么一个人容易既患高血压又患糖尿病，它们之间有什么关系呢？其实，高血压和糖尿病往往互为因果，相互伴生，二者又共同加速心血管疾病的发生和发展。在我国门诊中，约有 1/4 的高血压患者合并糖尿病，四成高血压患者 10 年后会患上糖尿病，而糖尿病患者高血压的患病率是非糖尿病患者的 1.5～2 倍，1/3 以上的糖尿病患者合并高血压。因此，患有高血压或糖尿病的患者，一定要引起足够重视，定期检查。

高血压与糖尿病都是慢性发病，与不良生活习惯关系密切。在相同的致病因素，如肥胖的影响下，二者常常共同发病。同时，高血压和糖尿病在人体内引发的损害有很强的相似性。长期高血压会引起全身大小动脉硬化，引发心、脑、肾、眼底视网膜等靶器官损害，这些器官同样也受糖尿病的影响。高血压引发的动脉硬化甚至会直接影响胰岛功能从而加重糖尿病。而糖尿病患者如果长期血糖控制不理想，则会加重血管损伤，影响血管内皮的功能，导致血管的病变、硬化，造成血管粥样硬化，引起血压升高，甚至引发冠心病等严重的心脑血管并发症。

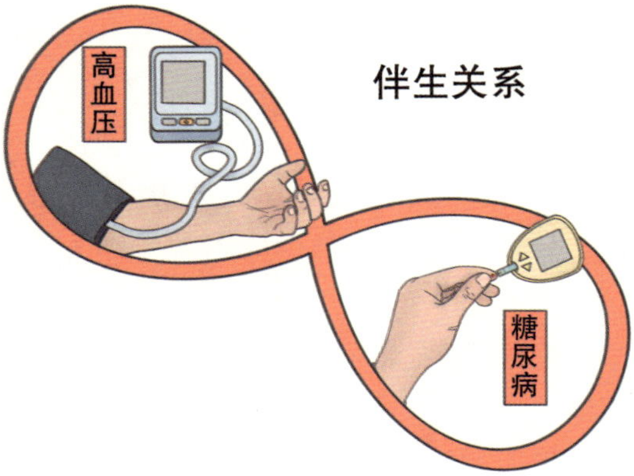

2.高血压合并糖尿病会更危险吗?

糖尿病和高血压的同时存在使心血管疾病风险大大增加。医学研究表明，高血压合并糖尿病时，患者发生脑梗死和总心脑血管事件的可能性是仅有糖尿病患者的 1.5 倍。

糖尿病对血管的伤害有一个特征性的情况叫作“微血管病变”，是糖尿病最重要的并发症，也是特异性的并发症。它的典型改变是微循环障碍和微血管基底膜增厚。它可以累及全身各组织器官，主要表现在视网膜、肾、神经和心肌组织，其中以糖尿病肾病和糖尿病视网膜病变尤为重要，患者会发生肾衰竭、失明等。高血压是促进糖尿病特征性微血管病变的主要危险因子，所以糖尿病合并高血压会更危险；而糖尿病作为高血压发病的危险因素之一，常可诱发或加重高血压心血管事件。血糖高时，血压亦更难控制，高血压合并糖尿病使大血管与微血管均受损，从而加速冠心病、脑卒中、肾病、视网膜病变、左室肥厚及心力衰竭等疾病的发生及发展，增加病死率和致残率。

高血压和糖尿病这对“难兄难弟”可谓“彼此成就”，高血压加速糖尿病肾病的发生和发展，而糖尿病肾病又会导致血压进一步升高，形成恶性循环。另外，高血压合并糖尿病时，还会进一步加重水钠潴留，引起脂类及糖代谢异常，使血糖、血压都不容易控制。因此，高血压与糖尿病并存时危害往往更为严重。

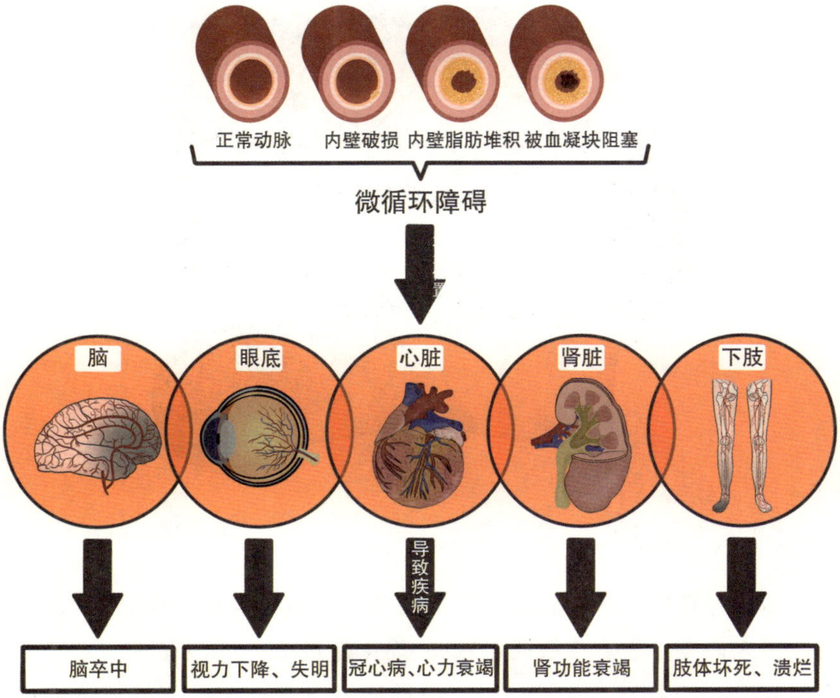

3.高血压合并糖尿病的患者在饮食上应该注意什么?

俗话说“民以食为天”,对于高血压合并糖尿病的患者来说,日常饮食调护尤为重要,合理的膳食调节是维持血压、血糖稳定的基础。

每日饮食要尽可能多样化,做到营养均衡,每日摄入总热量可按照医生的指导及自身情况制定,一般来说不超过 160 千卡(大约 6 个馒头的热量,1 千卡≈4.185 千焦),以控制体重。膳食纤维可辅助降低血糖,促进肠胃蠕动,控制体重。因此,可以多吃富含纤维素的蔬菜,如芹菜、白菜、胡萝卜等。血糖较高者应限制水果的摄入,避免食用含糖量高的水果,如香蕉、红枣等。严格限制食盐的摄入,少吃腌制食物,每日食盐量在 5 克以下,伴有严重心力衰竭、肾衰竭等并发症者,食盐摄入量应控制在每日 1～2 克。避免食用动物内脏、鱼子、蛋黄、油炸食品等高胆固醇食物,控制血脂。良好的膳食调节加上合理的药物治疗可以维持血糖、血压的长期稳定。

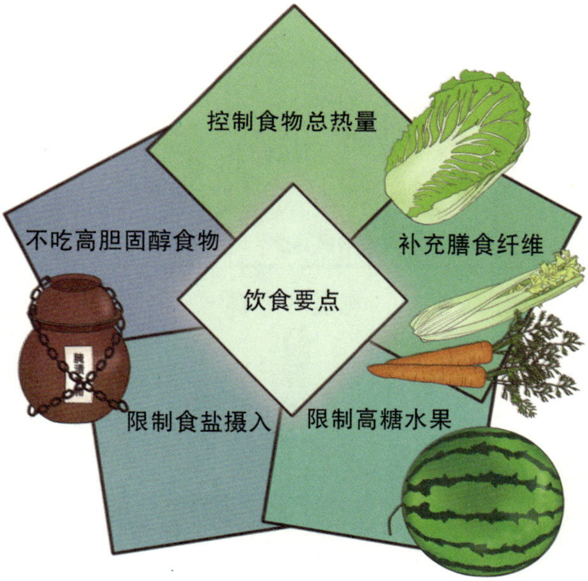

4.高血压合并糖尿病的患者能运动吗?

高血压合并糖尿病的患者该怎样运动才能既有效又安全呢?其实,这个问题的答案因人而异。患有 3 级高血压(收缩压超过 180 mmHg 和(或)舒张压超过 110 mmHg)、心力衰竭、糖尿病足(糖尿病微血管病变导致的脚趾末梢端坏疽、溃疡)等,以及其他严重并发症者,不能剧烈运动。而对于临界高血压、1 级高血压、2 级高血压合并糖尿病的患者来说，积极和适度的运动对控制病情有很大帮助。肥胖是高血压和糖尿病的重要诱因，运动不仅可以减轻体重、降低血脂、预防心脑血管并发症，同时也能增强胰岛素的敏感性，配合药物治疗，能更有效地控制血糖，减少糖尿病并发症的发生。因此，对于大多数高血压合并糖尿病的患者，通过运动来协助控制病情发展，不失为一种简单易行、行之有效的方法。

运动治疗的益处

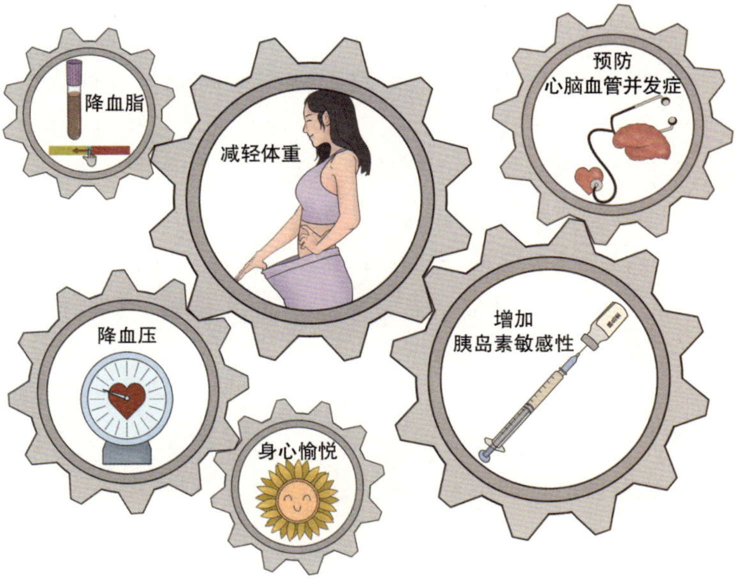

5.高血压合并糖尿病的患者在什么时间运动更合适？

高血压合并糖尿病患者的运动时间可选在饭后一小时，血糖高峰时，每次运动时间以 40 分钟左右为宜，每周 5～7 次。运动时若感到不适，应立即停止并及时干预。有研究提示，在停止运动数日后，运动带来的降压效果会减轻甚至反弹，因此，只有长期坚持运动才能看到成效。在坚持长期运动时，患者应遵循医嘱，定期向医师反馈身体状况，配合药物治疗及膳食调节，实现"三位一体"，才能得到最佳效果。

6.高血压合并糖尿病的患者应该怎样选择降压、降糖药物？

在降压药物选择方面，首先考虑使用 ACEI 或 ARB，这二类药物有改善胰岛素抵抗、减轻内脏脂肪堆积、延缓肾病进展等作用。当需要联合用药时，也应当以其中一类为基础。另外，也可应用利尿剂、β受体阻滞剂或二氢吡啶类钙通道阻滞剂等降压药。利尿剂和β受体阻滞剂要小剂量使用，糖尿病合并高尿酸血症或痛风的患者，应谨慎使用利尿剂类降压药。反复低血糖发作的患者，慎用β受体阻滞剂(例如美托洛尔、比索洛尔等)，因为这类药物会掩盖低血糖症状，导致糖尿病患者使用降糖药或胰岛素时发生低血糖而不易察觉，造成危险。有前列腺肥大且血压控制不佳的糖尿病患者可使用α受体阻滞剂来降压，如哌唑嗪、多沙唑嗪等。

高血压合并糖尿病的患者血压达标通常需要两种或两种以上药物的联合治疗。此外，降糖治疗可优先选用二甲双胍、阿卡波糖以及其他降糖药物。二甲双胍、阿卡波糖在与降压药物联合应用时可增强降压效果，而对于肥胖型高血压，二甲双胍还显示出减重、调节代谢等作用。

目前，有一种新型口服降糖药，代表药物包括卡格列净、恩格列净和达格列净，主要通过肾脏排出过多的糖分来降糖，同时也能通过排出多余的水和钠盐，减少血管内的容量来降压。神奇的是，这类药还可以降脂、减重，特别适合高血压合并糖尿病的患者人群。

7.高血压合并糖尿病患者的降压标准是什么?

有研究显示，糖尿病合并高血压的患者，收缩压每下降10 mmHg，糖尿病相关的任何并发症风险就下降12%，死亡风险则下降15%。因此，降压对糖尿病合并高血压患者来说尤其重要。目前，一般糖尿病患者的降压目标是使血压小于130/80 mmHg，老年或伴严重动脉硬化的糖尿病患者，血压目标可放宽至小于140/90 mmHg以保证全身供血。同时，血压也并非降得越低越好，过低的血压容易引起器官灌注不足。因此，降压也要保证血压在110/70 mmHg以上。在治疗过程中，患者应定期看医生，根据身体状况来选择和调整安全、有效、耐受性好的个体化降压、降糖治疗方案。

(李一诺)

高血压合并代谢综合征

1.什么是代谢综合征?

代谢综合征是指体内物质代谢出现多种问题并存的情况，主要表现为肥胖、高血压、高血糖、高血脂等。代谢综合征不是这些因素的简单相加，而是可能存在“1＋1＞2”的危害。在代谢综合征中，有多个因素均与高血压密切相关。

代谢综合征

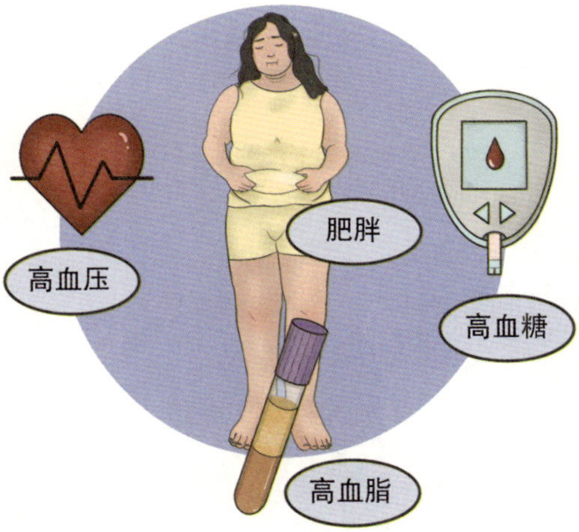

2.代谢综合征的诊断标准是什么?

我国成人代谢综合征的诊断标准如下：①腰围：男性≥90 厘米，女性≥85 厘米；②血压≥130/85 mmHg 或有高血压并应用降压药物；③空腹血糖≥6.1 mmol/L或餐后 2 小时血糖≥7.8 mmol/L，或有糖尿病；④空腹甘油三酯≥1.7 mmol/L 或诊断为血脂异常；⑤空腹高密度脂蛋白胆固醇＜1.04 mmol/L。

同时满足上述标准中的 3 项或以上，即可诊断为代谢综合征。我国代谢综合征的主要类型以肥胖合并高血压和血脂异常最为常见，占 53.7%，其次为肥胖合并糖代谢异常和高血压，占 1/3。

3.如何预防代谢综合征?

代谢综合征是“生活方式病”的综合体现，预防它的主要方法如下：

（1）体重管理：控制体重，尤其是腰围，男性腰围要小于 90 厘米，女性要小于 85 厘米。粗略的估算方法是把体重控制在身高（厘米）减去 100 得出的数值（千克）数上下，就能基本达标。最标准的是体重指数（BMI）达到正常范围（18.5～23.9 kg/m^2）和腰围达到正常范围。

（2）合理健康膳食：多食果蔬、坚果、全谷类和橄榄油，减少碳水化合物、碳酸饮料的摄入，做到摄入低脂、低盐、高纤维饮食。

（3）体育锻炼：经常进行体育锻炼，有利于减肥和改善胰岛素抵抗。锻炼越多，受益越大，每天至少保证 30 分钟中等强度的有氧运动，每周不少于 5 次。

（4）戒烟限酒：吸烟不仅损害肺脏和全身血管，还会造成高血压；酒精也会升高血压和血糖，所以尽量不要喝酒。

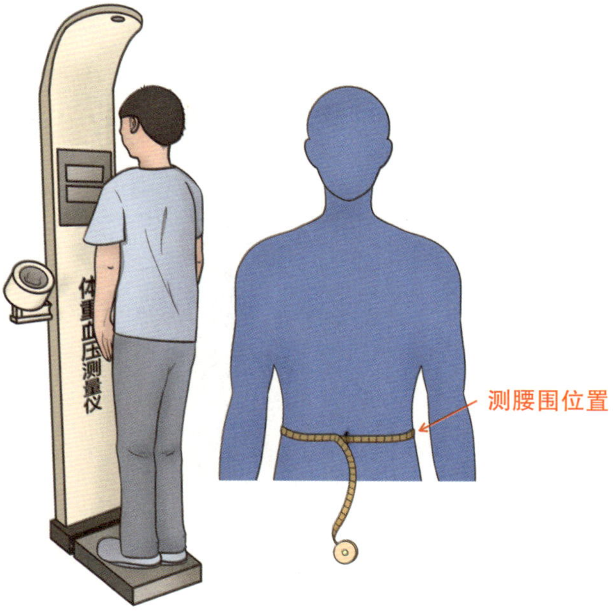

4.代谢综合征患者能恢复正常吗?

代谢综合征患者通过早期干预是可以恢复正常的。代谢综合征早期还没造成靶器官的不可逆损害，通过改变生活方式，可以调节机体的代谢状态，使机体各种物质代谢逐渐恢复正常。代谢综合征晚期患者多数伴有糖尿病、高血压，造成心脏、脑血管不可逆损害，通过积极干预，只能减缓损害。因此，早识别、早治疗对该病患者尤为重要。

5.代谢综合征患者应怎样选择降压药?

该类患者降压药物的选择主要为ACEI/ARB(如缬沙坦、替米沙坦、贝那普利、培哚普利等)，也可应用二氢吡啶类钙通道阻滞剂(如硝苯地平、非洛地平等)和保钾利尿剂(如螺内酯)。不过，该类患者应慎用β受体阻滞剂(如美托洛尔)和噻嗪类利尿剂，这两类降压药可能进一步加重代谢紊乱。

（林林）

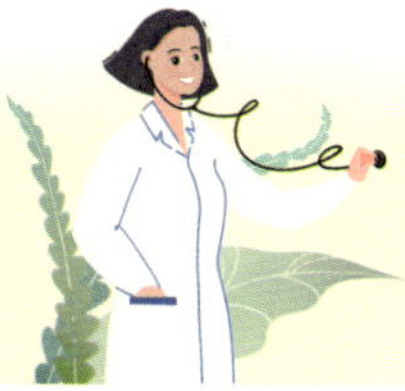

外周动脉疾病的降压治疗

1.什么是外周动脉疾病?

外周动脉疾病是指除心、脑血管以外的动脉血管疾病的统称。外周动脉血管病包括肾动脉、颈动脉、下肢动脉等疾病，主要病因是动脉粥样硬化，常常累及四肢动脉，可导致上肢或下肢动脉狭窄或闭塞。该疾病主要表现为肢体缺血症状与体征，如间歇性跛行，多数在中老年发病，男性明显多于女性。

2.高血压为什么会导致外周动脉疾病?

动脉粥样硬化是外周动脉疾病的主要原因。血压过高，容易导致下肢动脉血管内皮受损，进而引发动脉粥样硬化斑块形成。斑块可以造成血管狭窄，甚至破裂形成血栓阻塞远端血管。这就好比水管生锈导致水管狭窄，水流不畅，甚至阻塞水管。下肢动脉粥样硬化是多因素疾病，除了高血压外，血小板活性增强、血脂异常、高血糖、炎症、免疫因素等都可影响其发病。

3.外周动脉疾病的症状是什么?

常年血压升高的患者尤其是吸烟的男性患者，会出现下肢发凉、颜色苍白，肢体运动后引发局部疼痛、紧束、麻木或无力，停止运动后即缓解的“间歇性跛行”。在步行一段距离时发生一侧或双侧下肢疼痛，其中以腓肠肌、小腿肌群疼痛最为常见，疼痛部位常与病变血管相关。下肢疼痛持续存在，直到患者站立休息一段时间后，表现为典型的行走—疼痛—休息—缓解的重复规律，每次疼痛出现前，行走的距离大致相当。

当病变血管进一步加重以致血管闭塞时，患者可出现静息痛。出现疼痛前，行走的距离越短，说明血管狭窄越严重。患者会出现长期下肢缺血，患肢皮肤变薄、发亮、苍白，毛发稀疏，趾甲增厚，严重时有水肿、发黑(坏疽)及溃疡。

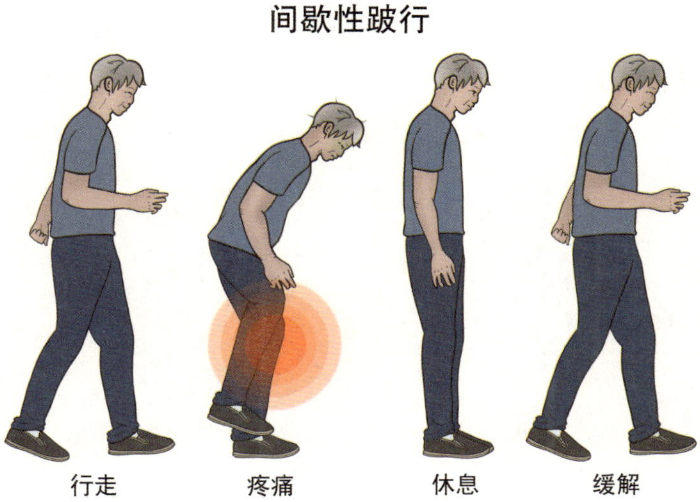

4.外周动脉疾病患者在生活上应注意什么?

(1)积极干预与发病相关的危险因素:戒烟、控制高血压与糖尿病、调节血脂、减肥。

(2)参加适当的体力劳动和体育活动:根据自身的身体情况及年龄等选择合适的运动方式,有利于促进闭塞血管侧支循环建立。运动方式具体如下:①跑步或步行:如果运动过程中感到腿部疼痛,就停下来休息,直到疼痛消失后再开始运动。持续这样的循环,直到达到每次步行20～30分钟,每周至少3次;对于不能步行的患者,可以采取上肢功率车、骑自行车及阻力、力量训练等。

(3)精心护理:穿宽松柔软的鞋子。由于患肢末端感觉障碍,应避免烫伤,注意局部卫生,避免感染。

5.外周动脉疾病患者的血压应控制在多少?

一般认为,外周动脉疾病伴高血压患者应接受降压治疗,减缓病变的进程,降低患者的截肢率,提高生活质量,建议此类患者血压控制在140/90 mmHg以下。在降压过程中,患肢血流可能下降,多数患者可耐受,但少数严重缺血患者会出现血流进一步下降,导致症状加重,故对重症患者,应避免过度降压。

6.外周动脉疾病患者该如何选择降压药物?

建议此类患者优先选用钙拮抗剂(即“地平类”降压药物)和ACEI/ARB

（“沙坦类”“普利类”降压药物），在降低血压的同时也能改善病变血管的内皮功能，减少心脑血管疾病风险。该类患者应慎用β受体阻滞剂（如美托洛尔），这类药物有可能降低下肢血流量。但具体的药物选择还是要去医院就诊，由专科医生来给出治疗方案。

（林林）

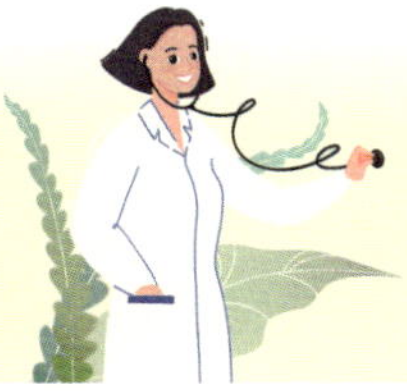

难治性高血压

1.什么是难治性高血压？

生活中经常有人抱怨说血压太难控制了，吃了好几种降压药物都降不下来，这种情况可能就是难治性高血压。其实，大部分高血压都能得到良好的控制，但大约10.3％的高血压不容易控制。难治性高血压的具体定义是指在生活方式干预基础上应用了三类足够剂量的降压药物（包括一种利尿剂）治疗四周后，血压仍不达标，或至少需要使用四种药物控制，血压才能达标，也叫“顽固性高血压”。如果出现这种情况，需要到医院找专科医生。

难治性高血压

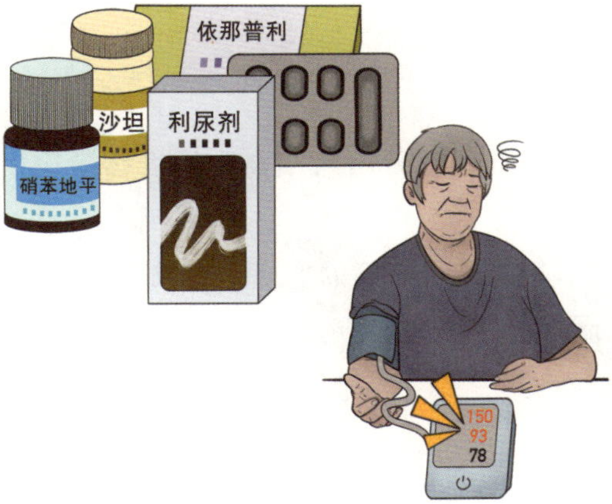

2.未控制的高血压都是难治性高血压吗？

未控制的高血压不等于难治性高血压，难治性高血压只是未控制的高血压之一。除难治性高血压之外的血压控制不佳（即假性难治性高血压）的常见原因有：测量血压的方式不正确，包括袖带大小不合适等；未按时按量服用降压药物；未制订合理的降压方案；由于在诊室紧张等导致“白大衣高血压”；饮食调整的依从性差。

3.难治性高血压有哪些危险因素？

难治性高血压的危险因素分为可逆性因素和不可逆因素。可逆性因素主要包括肥胖、高盐饮食、锻炼不足、大量饮酒等不良生活习惯；一些升压或影响降压药物效果的药物，如糖皮质激素、塞来昔布等非甾体抗炎药、拟交感神经药（减肥药、兴奋剂等）、抗抑郁药、雌激素避孕药等。不可逆因素主要包括遗传因素、年龄、胰岛素抵抗等。难治性高血压具有家族聚集性，但目前对于基因的认识有限，还没明确哪种基因与难治性高血压有关。

4.难治性高血压与普通高血压只存在血压值的区别吗？

难治性高血压较普通高血压更难达到目标值，血管长期处于较高的压力状态，使全身血管更容易受到损伤，形成动脉粥样硬化。因此，难治性高血压患者发生各种心、脑血管疾病的风险远高于普通高血压患者，主要包括冠心病、心衰、房颤、脑梗死、脑出血。另外，难治性高血压中继发性高血压的比例大，继发性高血压由于其原发疾病比较严重，可能造成严重的靶器官损害。因此，难治性高血压的危害更大。

5.难治性高血压患者就医过程中应注意什么？

（1）到高血压专科门诊就诊，难治性高血压的诊断应由有资质的高血压专科医生确定。

（2）自备血压计，每天进行正确的家庭血压测量，并做好血压记录。

（3）按时按量服用降压药物，可选择复方制剂提高依从性。

（4）积极改变可逆的因素，如肥胖、饮食偏咸、吸烟饮酒等；进行 DASH 膳食。

（5）积极筛查继发性高血压，有些继发性高血压在早期可根治，应避免不必要的终生服用降压药。

（6）难治性高血压只是难治，并不是不治之症，需要采取更积极的药物治疗，甚至特殊干预。

（林林）

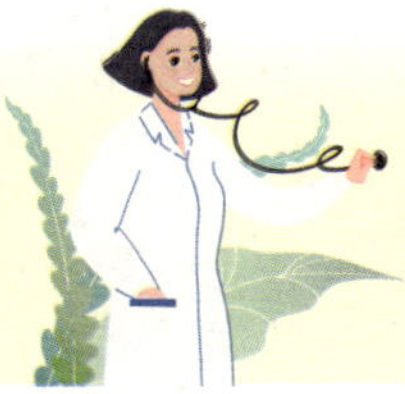

继发性高血压

1.什么是继发性高血压?

不同于原发性高血压，有些高血压是由一定的基础疾病引起的，是有原因的，所以叫继发性高血压。因为有一些继发性高血压可以通过手术或其他方式得到根治，所以寻找继发性高血压的病因很重要。早期明确诊断，可以提高治愈率或防止病情恶化。高血压患者确诊前要排除继发性高血压，不可乱用降压药。常见的继发性高血压有：①肾实质病变，最常见的是急性肾小球肾炎，多见于青少年；②肾动脉狭窄，可为单侧或双侧；③嗜铬细胞瘤和副神经节瘤；④库欣综合征；⑤原发性醛固酮增多症；⑥主动脉缩窄等。

2.肾实质性高血压患者有什么表现?

多种肾脏本身(肾实质)的疾病都可引起高血压，如肾小球肾炎、间质性肾炎、多囊肾、肾积水等。在高血压之前或同时出现蛋白尿、血尿及肾功能异常时，应该高度怀疑肾实质性高血压，一般有以下特点：①患者一般年龄较轻；②以前有肾病史，血压以舒张压较高、脉压小、血压中重度升高为特点；③常有肾病的迹象如面黄、苍白、乏力等贫血情况，还常出现血尿、蛋白尿、整体尿量减少而夜间尿量增加、颜面浮肿或腿肿等情况；④B超检查显示双肾实质呈弥漫性病变、双肾皮质变薄等。如果出现了上述情况，就应该怀疑是肾实质病变导致了高血压，应及时就医检查是否有肾脏方面的问题。

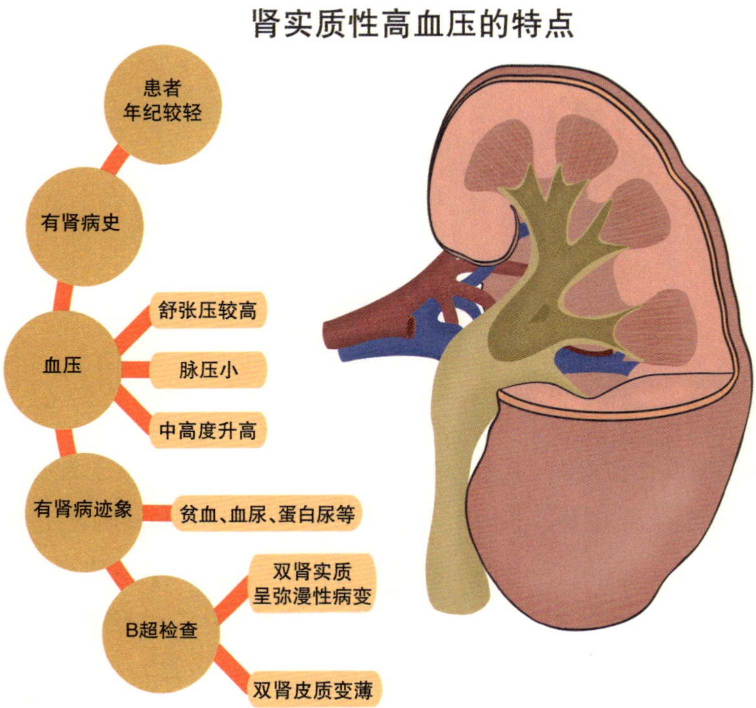

3.肾动脉狭窄为什么会引起高血压?

肾动脉是给肾脏供血的血管,把氧和营养物质供给肾脏,可以说是肾脏的生命线。肾动脉狭窄之后,灌注给肾脏的血流变少,但是肾脏不“知道”这是由于自己的血管狭窄引起的,还“以为”是全身血压下降导致的肾血流减少,这时候肾脏就会保护性地释放一些升高血压的激素来提升血压,保证大脑、心脏这些重要脏器的功能,所以它是一个自我保护机制。肾动脉狭窄时,肾脏会持续释放升血压的激素,从而导致血压顽固性升高,患者经常吃好几种降压药,甚至剂量用到很大,血压仍很难控制。

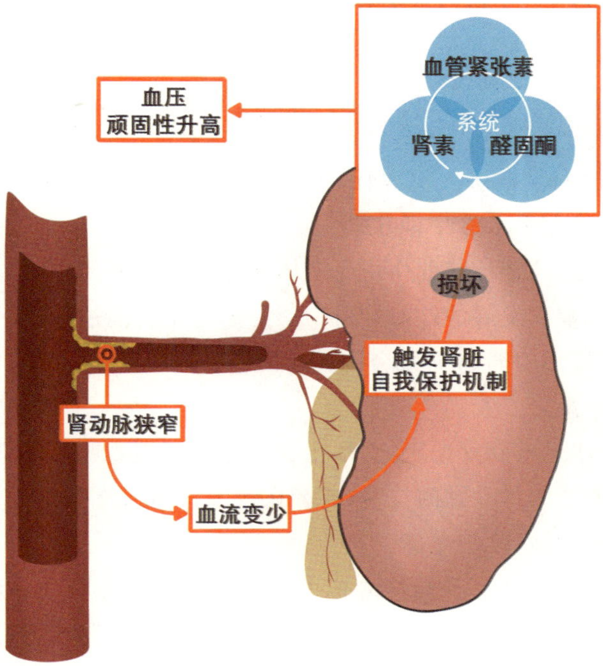

4.肾动脉狭窄的原因是什么？

(1)大动脉炎：这是一种原因不明的，会影响到大动脉及其分支的慢性、发展性炎症，多发于年轻女性，但男女均可患病。最常见的发病年龄是20～40岁，约有20%的患者在40岁以后才出现症状，病变可影响全身的血管，主要累及主动脉和它的大分支(如肾动脉)。大动脉炎急性期的患者可以表现出发热、肌肉疼痛、关节肿痛等症状，或发现血管杂音，或四肢血压存在巨大差异，一侧量不到，而另一侧很高。大动脉炎可引起肾动脉出现局部狭窄的情况，如果不解决狭窄的问题，患者血压即使用尽各种药物仍难以控制。

(2)动脉硬化：对于老年患者来说，动脉硬化是导致肾动脉狭窄的主要原因。血管硬化的症状，基本上都是动脉管壁内的脂肪出现沉积，同时还有一些其他细胞成分，如白细胞、血小板、纤维素等聚集在该处，随着时间推移，这些东西越来越多，血管腔就变得狭小，从而导致肾动脉狭窄。

(3)先天原因：有些先天性疾病，如纤维肌性发育不良就是导致青少年患上肾动脉狭窄的病因。除此之外，还有血栓、动脉壁纤维增生、先天肾动脉发育不良等，都是常见的导致肾动脉狭窄的先天性因素。

不论是哪种原因导致的肾动脉狭窄，如果不及时治疗，对患者身体的危害都非常大。

5.如何治疗肾动脉狭窄？

如果是在疾病早期阶段发现肾动脉狭窄，治愈成功率非常高，一般运用药物治疗、介入治疗和手术治疗等方式：

（1）药物治疗：药物治疗的作用更多体现在控制高血压上，目前并没有能够有效阻止肾动脉狭窄发展的针对性药物。为了避免用药过猛，导致患者血压波动过大，开始时服用的药物剂量会比较小，应逐步加大药量。药物治疗适用于轻度肾动脉狭窄患者。

（2）肾血管成形术和支架术：其是在X线透视和造影剂示踪下，应用特制的球囊导管扩张狭窄的肾动脉的技术，或者在狭窄处植入支架的微创和介入技术来拓宽狭窄的肾动脉，改善血流。

（3）手术治疗：外科手术的目的在于帮助患者损伤的肾脏重新获得身体的血液供应。肾动脉旁路术通过外科手术将一根置换血管移植到肾动脉，为血液提供新的通路。肾脏自体移植是将肾脏移植到其他部位的血管，以避免肾动脉狭窄的影响。

肾动脉支架植入术

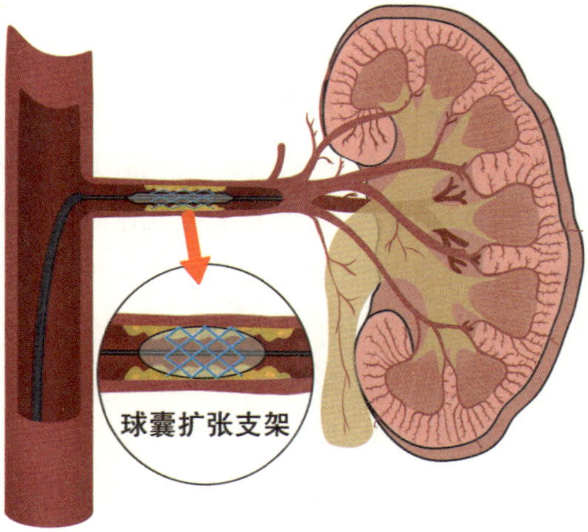

但肾动脉狭窄如果发展到后期，症状会十分严重，治疗难度会非常大，而且治愈的成功率比较低。肾动脉狭窄的治疗周期比较长，患者一定要认真听取医生的建议，日常观察自己血压的变化情况。

6.嗜铬细胞瘤和副神经节瘤与高血压有什么关系？

嗜铬细胞瘤发生在肾上腺髓质，长在肾上腺外的嗜铬细胞瘤又叫作副神经节瘤，可发生于胸、腹部和盆腔的脊椎旁交感神经链，二者合称为嗜铬细胞瘤和副神经节瘤。虽然嗜铬细胞瘤和副神经节瘤是肿瘤的一种，但是与普通肿瘤不同的是，其往往包膜完整，一旦手术切除，血压就会恢复正常。

嗜铬细胞瘤和副神经节瘤临床表现的特点是阵发性血压增高，或者使高血压患者的血压骤升骤降。肾上腺髓质如同巨大的交感神经末梢，平时释放正常量的儿茶酚胺（如肾上腺素、去甲肾上腺素、多巴胺）进入血液，作用于全身器官的相应受体。一旦转为肿瘤，肿瘤持续释放大量儿茶酚胺，促使交感神经经常处于过度兴奋状态，由此可出现一系列相应的表现。如果肿瘤以释放肾上腺素为主，表现为血压升高、心动过速、心律失常及血糖升高；以释放去甲肾上腺素为主，则主要表现为血压升高。

嗜铬细胞瘤和副神经节瘤多发生在 20～50 岁人群。这种肿瘤并非都长在肾上腺，有 10%在肾上腺之外，10%呈恶性，10%为家族性，10%出现于儿童，10%瘤体在双侧，10%为多发性。临床表现个体差异甚大，有的患者会突然发生恶性高血压、心衰或脑出血等。高血压是这个瘤的主要和特征性表现，可呈间歇性或持续性发作。典型的阵发性发作常表现为血压突然升高，可达200～300/130～180 mmHg，伴剧烈头痛，全身大汗淋漓、心悸、心动过速、心律失常，心前区和上腹部有紧迫感、疼痛感、焦虑、恐惧，或有濒死感、皮肤苍白、恶心、呕吐、腹痛、视力模糊等，严重者可致急性左心衰竭或心脑血管意外。

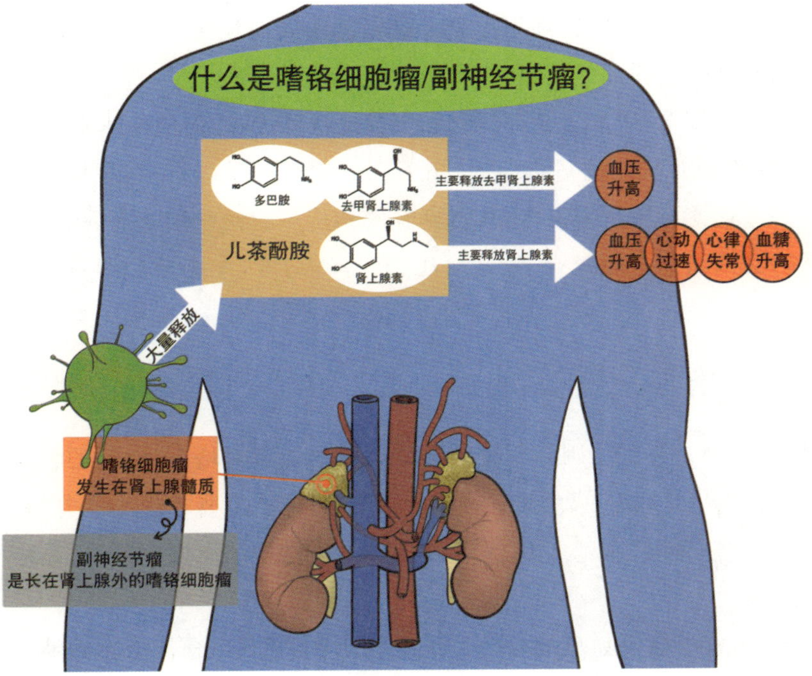

7.怎样治疗嗜铬细胞瘤和副神经节瘤?

嗜铬细胞瘤能分泌大量儿茶酚胺类物质,如不及时处理,就很容易引起高血压危象等严重问题。为避免这种情况发生,患者在确诊后就应立即处理,及时通过药物、手术、其他疗法、生活管理等方法治疗,才能迅速缓解病情,消除嗜铬细胞瘤带来的隐患:

(1)药物治疗:其主要作用是改善症状和预防高血压急症。在发病后,患者需在医生的指导下应用哌唑嗪、多沙唑嗪、酚苄明等药物,才能快速控制病情。用药期间,患者还需要监测血压,一旦发现血压波动较大,就需要立即调整用药方案。

(2)手术治疗:手术是治疗嗜铬细胞瘤的主要和根本方法,具体的实施则需要根据患者病情决定。一般情况下,肿瘤较小的患者可经腹腔镜微创手术治疗,就能达到预期的治疗效果。肿瘤较大的患者则必须进行外科手术,才能将肿瘤彻底清除。不论患者需要做哪种手术,都需要遵从手术事项,以免术后出现严重并发症。

(3)其他治疗:恶性嗜铬细胞瘤患者可以考虑局部放疗、化疗、栓塞治疗、伽马刀等其他疗法,这样才能延缓病情发展,提高生活质量。

(4)生活管理:健康的生活方式有利于减轻身体症状,促进身体恢复。

嗜铬细胞瘤对身体的危害很大,患者在确诊后应予以重视,积极应用上述方法治疗,才能使血压恢复正常,获得良好的预后。在治疗结束后,患者也不能放松警惕,必须做到定期复查、控制血压、坚持运动等,才能降低嗜铬细胞瘤复发的概率。

8.库欣综合征为什么会导致高血压?

库欣综合征是各种原因导致肾上腺分泌糖皮质激素增多,引起的临床综合征,高发年龄为 20～40 岁,多发于女性。库欣综合征主要表现为满月脸、水牛背、悬垂腹、皮肤紫纹、向心性肥胖,可以引起高血压、糖尿病、骨质疏松症等多种代谢紊乱。

库欣综合征导致高血压的原因包括以下几点:库欣综合征患者的糖皮质激素分泌增多,糖皮质激素具有类盐皮质激素样作用,也能起到保钠、排钾的作用。因此,患者会出现钠水潴留,导致血容量负荷过重,形成高血压;库欣综合征患者多合并有向心性肥胖，也可以出现糖代谢异常，甚至糖尿病，向心性肥胖和糖尿病都容易导致患者的血压升高。

对以下人群，要进行库欣综合征筛查：①年轻人出现骨质疏松、高血压等与年龄不相称的临床表现；②具有库欣综合征的临床表现，且进行性加重，特别是有典型症状如肌病、多血质、紫纹、瘀斑和皮肤变薄的人群；③体重增加而身高百分位下降，生长停滞的肥胖儿童；④肾上腺意外瘤患者。

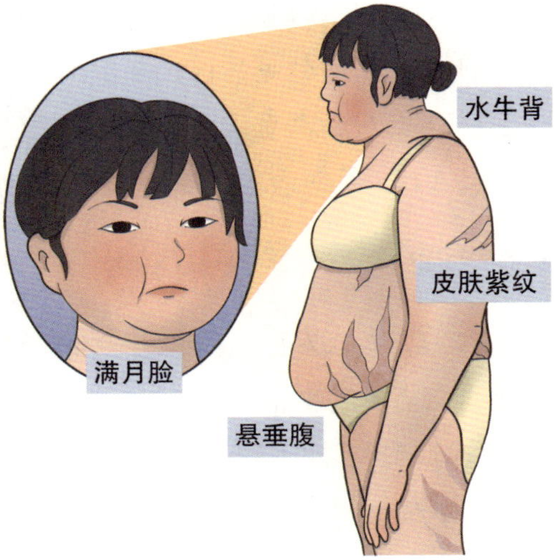

9.库欣综合征要怎样治疗?

要治疗库欣综合征，可以采取药物治疗和手术治疗的方法：

(1)药物治疗：药物治疗是临床上较为常用的治疗库欣综合征的方法，由于个体之间存在差异，且每位患者引发库欣综合征的病因并不相同，对于患有肾上腺癌且不能手术的者而言，需要服用特殊药物来应对患者皮质醇过多，降低患者的皮质醇水平，缓解临床症状。

(2)手术治疗：库欣综合征患者也可以采取手术治疗的方式，如果疾病是由于垂体腺瘤所引起的，可以实施经蝶窦切除垂体腺瘤手术来治疗疾病。如果是肾上腺瘤或肾上腺癌导致的库欣综合征，在手术摘除原发病灶之后，术后还需要配合药物的使用来维持体内的激素水平。

手术治疗和药物治疗各有优势，也各有不足，库欣综合征患者需要结合自身情况进行选择。不管是手术治疗还是药物治疗，库欣综合征在治疗过程中，都需要患者积极配合医生。

10.什么是原发性醛固酮增多症?

醛固酮从肾上腺分泌,若肾上腺分泌醛固酮的细胞发生了肿瘤(大部分是良性肿瘤或者增生),导致分泌激素增多,则可出现原发性醛固酮增多症,简称原醛。

过量的醛固酮会导致体内潴钠、排钾、血容量增多、肾素-血管紧张素系统活性受抑制,临床主要表现为高血压伴低血钾。原发性醛固酮增多症在高血压患者中比较常见,是继发性高血压的常见病因。醛固酮过多容易导致心肌肥厚、心力衰竭和肾功能受损,与原发性高血压患者相比,原醛患者心、脑、肾等高血压靶器官损害更为严重。因此,早期诊断、早期治疗就显得至关重要。

11.哪些人需要进行原发性醛固酮增多症的筛查?

如果有以下情况,往往需要做原发性醛固酮增多症的筛查:①患有难治性高血压,或为高血压 2 级、3 级者;②发生不能解释的低血钾者;③发病年龄较早者(小于 50 岁);④早发性家族史,或发生脑血管意外时小于 40 岁者;⑤肾上腺意外瘤;⑥原发性醛固酮增多症一级亲属患高血压者;⑦有与高血压严重程度不成比例的脏器受损(如左心室肥厚、颈动脉硬化等)证据者。筛查需要专业的临床医生结合病史及相关检查完成。

12.什么是肾上腺静脉采血术?

人体有左、右各一个肾上腺,对于双侧肾上腺病变或不典型的单侧肾上腺病变,就需要有新的技术去鉴别是哪一侧肾上腺功能异常导致的,这就需要行肾上腺静脉取血术。肾上腺静脉取血术即在介入手术条件下,经股静脉或肘静脉穿刺,顺下腔静脉分别于左右肾上腺静脉及外周静脉取血,通过血中肾上腺激素浓度对比来确定异常功能侧。目前,肾上腺静脉取血术是国际各肾上腺指南公认的最重要的诊断技术之一,也是原发性醛固酮增多症鉴别及定位诊断的“金标准”。

13.原发性醛固酮增多症该如何治疗?

如果明确诊断以后,对于醛固酮瘤以及原发性肾上腺皮质增生和产生醛固酮的肾上腺癌，要进行手术治疗。通常，如果肿瘤比较小，可采用腹腔镜切除，如果肿瘤比较大或者有转移，则需要进行开腹手术。如果是特发性醛固酮增多症，可以选用醛固酮拮抗剂螺内酯治疗，同时要进行血压的监测、血钾的检测，进行血压的控制，绝大部分患者都能够取得满意的治疗效果。

14.主动脉缩窄为什么会引起高血压?

主动脉缩窄是一种先天性动脉畸形，主要是位于大动脉的局限性狭窄和闭锁，引起高血压的原因有：①由于主动脉缩窄，为了使缩窄以下部位有更多的血液供应，缩窄近端的血压会代偿性升高，血容量也会增加；②主动脉缩窄时可引起肾脏血流量不足，导致肾脏缺血，可以分泌多种升高血压的物质。其中，最重要的是肾小球旁细胞，分泌大量肾素，通过肾素-血管紧张素-醛固酮系统产生大量的血管紧张素及醛固酮，从而使全身小动脉收缩、水钠潴留、血容量增加而形成高血压。反过来，高血压也可以加重肾小动脉病变，引起肾脏缺血。

15.主动脉缩窄应如何治疗?

主动脉缩窄有以下治疗方法：

(1)药物治疗：主要是服用降压药物来控制高血压。

(2)介入治疗：包括单纯球囊扩张血管成形术和支架植入术两种方式，总体而言，主动脉缩窄的介入治疗尚处于摸索阶段。

(3)手术治疗：原则上讲，一旦明确主动脉缩窄诊断，均应尽早手术，以解除主动脉缩窄的远近端血压差异。缩窄部切除及血管吻合术用于年幼儿童、狭窄比较局限的病例；主动脉缩窄成形术包括补片成形及人工血管移植术，适用于缩窄段较长，切除后血管吻合有困难者，以 16 岁以上患者为佳；主动脉缩窄旁路移植术适用于缩窄范围广泛以及缩窄部位不易暴露，切除有困难以及再缩窄需要再次手术者。

16.为什么用特殊导管烧灼肾动脉内膜可以治疗高血压?

用特殊导管烧灼肾脏动脉内膜，又叫肾动脉去交感神经术，是可以治疗高血压的。肾动脉去交感神经术是一种新兴的微创介入治疗高血压的办法，经股动脉途径将改良的射频消融导管伸到肾动脉内，通过局部电频热能消除分布于肾动脉壁浆膜层浅表的肾脏交感神经纤维，降低肾脏甚至全身的交感神经活性，具有创伤小、易操作、并发症少等特点。在实际临床中，存在大量药物降压效果不佳的难治性高血压患者，针对此类患者，采用去肾交感神经介入手术替代或部分替代药物治疗高血压或许是一种全新且重要的治疗手段。肾脏去神经支配的具体工作原理尚不清楚。

（郑飞）

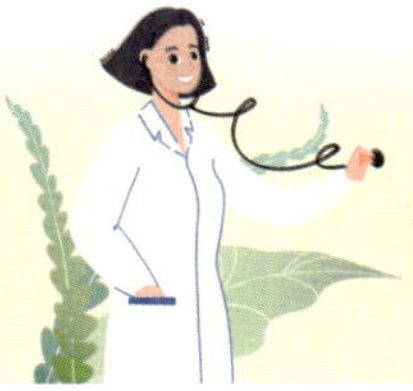

参考文献

1.葛均波，徐永健，内科学[M]. 9 版.北京：人民卫生出版社，2018.

2.高血压肾病诊治中国专家共识组成员. 高血压肾病诊断和治疗中国专家共识(2022)[J]. 中华高血压杂志，2022，30(4)：307-317.

3.郭艺芳，胡大一.高血压患者血压季节性变化临床管理中国专家共识[J]. 中华高血压杂志，2022，30(9)：813-817.

4.国家卫生健康委员会疾病预防控制局，国家心血管病中心，中国医学科学院阜外医院，等. 中国高血压健康管理规范(2019)[J]. 中华心血管病杂志，2020，48(1)：10-46.

5.国家心血管病中心国家基本公共卫生服务项目基层高血压管理办公室，国家基层高血压管理专家委员会. 国家基层高血压防治管理指南 2020 版[J]. 中国循环杂志，2021，36(3)：209-220.

6.中国老年医学学会高血压分会，北京高血压防治协会，国家老年疾病临床医学研究中心(中国人民解放军总医院，首都医科大学宣武医院). 中国老年高血压管理指南 2023[J]. 中华高血压杂志，2023，31(6)：508-538. 1

7.中华人民共和国国家卫生健康委员会. 成人高血压食养指南(2023 年版)[J]. 全科医学临床与教育，2023，21(6)：484-485，507.

8.中华医学会妇产科学分会妊娠期高血压疾病学组. 妊娠期高血压疾病诊治指南(2020)[J]. 中华妇产科杂志，2020，55(4)：227-238.

9.中华医学会肾脏病学分会专家组，陈江华，周巧玲，查艳，张春，姚丽.中国慢性肾脏病患者高血压管理指南(2023 年版)[J].中华肾脏病杂志，2023，39(1)：48-80.

10.中华医学会肾脏病学分会专家组，陈江华，周巧玲，查艳，张春，姚丽.中国慢性肾脏病患者高血压管理指南(2023 年版)[J].中华肾脏病杂志，2023，39(1)：48-80.

11.中华医学会心血管病学分会，中华心血管病杂志编辑委员会. 盐敏感性高血压管理的中国专家共识［J］. 中华心血管病杂志，2023,51(4) ：364-376.

12.中华医学会心血管病学分会高血压学组,中华心血管病杂志编辑委员会,李玉明,等.中国高血压患者血压血脂综合管理的专家共识[J].中华心血管病杂志,2021,49(6):554-563.

13.中华医学会心血管病学分会高血压学组. 强化血压控制中国专家建议[J]. 中华高血压杂志,2022,30(2):113-117.

14.CAREY R M，CALHOUN D A，BAKRIS G L，et al. Resistant hypertension：Detection，evaluation，and management：A scientific statement from the american heart association[J]. Hypertension. 2018,72(5):e53-e90.

15.DE SIMONE G，MANCUSI C，HANSSEN H，et al. Hypertension in children and adolescents[J]. European Heart Journal,2022,43(35):3290-3301.

16.FALKNER B，GIDDING S S，BAKER-SMITH C M，et al. Pediatric primary hypertension：An underrecognized condition：A scientific statement from the american heart association[J]. Hypertension.,2023,80(6):e101-e111.

17.HIREMATH S,SAPIR-PICHHADZE R,NAKHLA M,et al.Hypertension Canada's 2020 evidence review and guidelines for the management of resistant hypertension[J].The Canadian Journal of Cardiology，2020，36(5):625-634.

18.PENSéE W U，GREEN M ，MYERS J E .Hypertensive disorders of pregnancy[J].The BMJ，2023，382(8395):16.

19. TREAT-JACOBSON D，MCDERMOTT M M，BRONAS UG，et al. Optimal exercise programs for patients with peripheral artery disease：A scientific statement from the american heart association[J]. Circulation，2019,139(4):e10-e33.

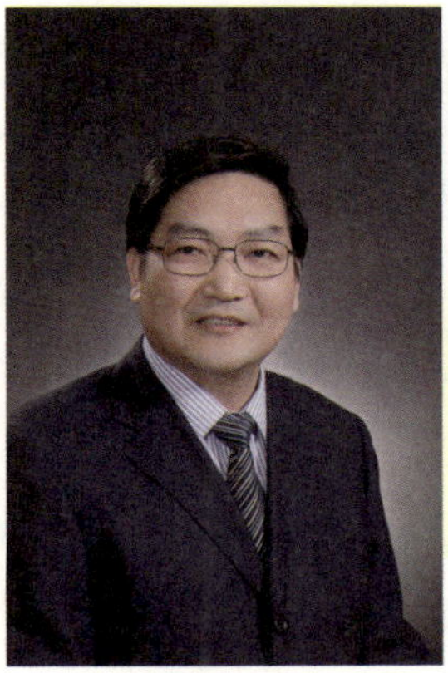

跋 健康科普——开启百姓健康之门的"金钥匙"

从医三十多年，每天面对那么多患者，我在工作之余常常思考，如何让人不生病、少生病，生病后早诊断、早治疗、早康复。这样既能使人少受病痛折磨，又能减少医疗费用，还能节约有限的医疗卫生资源。对广大医者而言，如此重任，责无旁贷。

《黄帝内经》说，上医治未病、中医治欲病、下医治已病。老子曾说："为之于未有，治之于未乱。"这些都说明了疾病预防的重要性。

做医学科普有重要意义，是一件利国利民、惠及百姓的大事。在大健康时代，医者不仅要掌握精湛的医术，为患者治病，助患者康复，还应该积极投身健康科普事业，宣传和普及医学知识，引导大众重视疾病的预防，及早诊断和规范治疗。因此，近年来我逐步重视科普工作。

记得小时候，每每遇到科学上的困惑，我就去翻"十万个为什么"这套书，从中寻找答案。那么，百姓对身体健康产生疑问，有无探寻答案的去处？在多年的临床工作中，我常常碰到患者对疾病一知半解或存在误解的情况。我心里很清楚，患者就医之前往往会先上网搜索，可是网上的信息鱼龙混杂，不少内容缺乏科学性、权威性，患者被误导的情况时有发生。当患者遇到困惑时，能否从权威的医学科普书籍中找到答案？我曾广泛查阅，了解到有关医学科普方面的书籍虽然种类繁多，但良莠不齐，尤其成规模、成系统的丛书更是鲜见，于是，我萌发了编写本丛书的想法，并为这套书取名"医万个为什么——全民大健康医学科普丛书”，“医”与“一”同音，一语双关，“全民大健康”是我们共同的心愿和目标。

朝斯夕斯，念兹在兹。我多方征求相关专家意见，反复酝酿，最终达成一致意见，大家都认为很有必要编写一套权威的健康科普丛书，为百姓答疑解惑。一个时代，有一个时代的使命；一代医者，有一代医者的担当。历经一整年的精心策划和编写，“医万个为什么——全民大健康医学科普丛书”终于付梓了。大专家写小科普，这套书是齐鲁名医多年从医经历中答患者之问的精华集锦，是对百姓健康的守护，也是对开启百姓健康之门的无限敬意。

物有甘苦，尝之者识；道有夷险，履之者知。再伟大的科学家也有进行科普宣传的责任。“医万个为什么——全民大健康医学科普丛书”要做的就是为百姓答疑解惑、防病治病，让医学科普流行起来。

丛书编纂毫无疑问是个复杂的系统工程，自 2021 年提出构想后，可谓一呼百应，医学专家应者云集。仅仅不到一年的时间，我们集齐了近千名作者，不舍昼夜努力，撰写完成卷帙浩繁、数百万字的书稿，体现了齐鲁医者的大使命、大担当、大情怀。图书是集权威性、科普性、实用性以及趣味性为一体的医学科普精粹，对百姓健康来说极具实用价值，也是落实党的二十大报告“把保障人民健康放在优先发展的战略位置，完善人民健康促进政策”的医学创举。

在图书编写过程中，我们着力做到了以下两点：

一是邀请名医大家执笔。山东省研究型医院协会自成立起，就在学术交流、人才培养、科技创新、成果转化、服务政府和健康科普教育等方面做出了一定的成绩，尤其在健康科普方面积累了丰富经验，并打造了一支高水平的科普专家团队。本套丛书邀请的都是相关专业的名医作分册主编，高标准把关。由于医学专业术语晦涩难懂，如何做到深入浅出、通俗易懂，既能讲明医学知识又符合传播规律是摆在我们面前的难题。有些大专家学识渊博且有科普热情，不过用语太过专业；年轻医生熟悉互联网传播特点，但专业的深度有时候略显不足。所以我们采用“新老搭配”的方法，在内容和语言风格上下功夫，力求呈现在读者面前的内容“一看就懂，一学就会”。

二是创新传播形式。我们邀请专业人士高标准录制音频，把全书内容分章节以二维码的形式附在纸质图书上，以视听结合的方式呈现，为传统科普注入新鲜活力。二维码与纸质科普图书结合，让读者随时扫码即可聆听，又能最大限度拓展纸质科普书的内容维度，实现更广泛的科普，让“每个人是自己健康第一责任人”的宗旨践行得更实、更深入人心，无远弗届！

有鉴于此，我要以一位老医学工作者、医学科普拥趸者的身份衷心感谢和赞佩以专家学者为首的作者队伍的倾情付出。

还要特别感谢张运院士、宁光院士为本丛书撰文作序，并向为图书出版付出心力的编辑以及无数幕后人的耕耘和努力表示衷心感谢，向你们每一个人致敬！

念念不忘，必有回响。衷心希望“医万个为什么——全民大健康医学科普丛书”能为千家万户送去健康，惠及你我他，为健康中国建设助力。

山东省研究型医院协会会长

2023 年 5 月

胡三元，医学博士，二级教授，主任医师。原山东大学齐鲁医院副院长、山东第一医科大学第一附属医院院长。现任山东大学齐鲁医院、山东第一医科大学第一附属医院普通外科学学术带头人，山东大学特聘教授、山东大学和山东第一医科大学博士研究生导师；山东省“泰山学者”特聘教授、卫生部和山东省有突出贡献中青年专家、山东省医学领军人才，享受国务院政府特殊津贴。

对中国腔镜技术在外科领域特别是肝胆胰脾外科中的创新应用与规范推广、“腹腔镜袖状胃切除术＋全程化管理”治疗肥胖症与 2 型糖尿病体系的建立和国产腔镜手术机器人的研发做出了突出贡献。荣获国家科技进步二等奖、中华医学科技奖一等奖、山东省科技进步一等奖等 10 余项科技奖励。

主要社会兼职：中国医师协会外科医师分会副会长；中华医学会外科学分会委员、腹腔镜内镜外科学组副组长；中华医学会肿瘤学分会委员；中国研究型医院学会微创外科学专业委员会主任委员；中国医药教育协会代谢病学专业委员会主任委员；中国医学装备协会智能装备技术分会会长；山东省医学会副会长、外科学分会主任委员；山东省医师协会腔镜外科医师分会主任委员；山东省研究型医院协会会长。